Sueños salvajes

MUY PERSONAL / RELACIONES

Lisa Sussman

Sueños salvajes

Ardientes fantasías sexuales escritas por mujeres para mujeres

OCEANO AMBAR

Advertencia: este libro contiene textos en lenguaje explícito.

2ª edición, febrero 2005

La edición original fue publicada por Thorsons,
una división de Harper Collins Publishers Ltd., 2000
con el título original de *In Your Wildest Dreams*

Autora: Lisa Sussman
Traducción: M.ª Teresa Bosch
Cubierta: P&M

Milanesat, 21-23 – EDIFICIO OCÉANO
08017 Barcelona (España)
Tel.: 93 280 20 20* – Fax: 93 203 17 91
www.oceano.com

ISBN: 84-7556-204-3
Depósito Legal: B-24883-XLV
Impreso en España - *Printed in Spain*

9000985020205

Índice

Agradecimientos

Este libro no podría haberse escrito sin la ayuda de mi maravillosa editora, Natalia Link, que utilizó su bolígrafo rojo con moderación, y sin la actitud sin prejuicios de Samantha Grant y Wanda Whiteley.

Varios profesionales y diversas organizaciones aseguraron que mi información era precisa y estaba actualizada. Expreso mi agradecimiento a *The Society for the Scientific Study of Sex, The Kinsey Institute* y *The Sexuality Information Education Counsel* de los EE.UU. por el libre acceso a sus bibliotecas.

También expreso mi eterno agradecimiento a *The Sexual Health Information Center* (www.sexhealth.org), www.erotica.com, y el newsgrup alt.sex por permitirme pedir la colaboración de la gente desde sus páginas.

Gracias también a los campus de la Universidad de Columbia y de la Universidad de Nueva York, la Universidad de Brown en Rhode Island y la Universidad de Boston en Massachusetts que permitieron que mis peticiones de fantasías en sus diversos tableros de anuncios no fuesen destruidas.

Una nota para las *Hot Babes* (vosotras sabéis quiénes sois): gracias a vuestros esfuerzos, aquel primer e-mail pidiendo ayuda dio finalmente la vuelta al mundo.

Y gracias a todas la mujeres y amigas que desvelaron sus deseos secretos. Espero que todas las lectoras de este libro se sientan tan enriquecidas por su generosa colaboración como me he sentido yo.

Nota a la presente edición

La publicación de este libro fue planteada como un complemento útil a la obra de los doctores Julia R. Heiman y Joseph LoPiccolo *«Más allá del orgasmo»*, publicada por esta misma editorial. Se trata de un libro muy diferente a éste, pensado para personas con una relación íntima poco satisfactoria, o bien para quienes desean renovar su relación de pareja. En él, junto a un método completo por etapas y abundantes consejos y ejercicios, se aconseja esa clase de lecturas eróticas como un recurso de carácter sugerente y recreativo. Se incluye más información bibliográfica en las páginas finales de este libro.

En la introducción a cada capítulo la autora advierte que se trata de sueños, imaginaciones o fantasías. Recuérdese además que algunas de dichas fantasías pueden resultar inaceptables en según qué casos y que otras reflejarían las inquietudes de un porcentaje muy pequeño de la población. Una posibilidad es, claro está, prescindir de tales apartados.

En el libro se enfatiza en determinadas prácticas, como puedan ser las relacionadas con el sexo oral, que un estudio reciente muestra como de novedoso y creciente interés entre la sociedad norteamericana. Por otra parte, en algún pasaje pueden observarse restos de explicaciones más o menos machistas, o bajo el punto de vista clásico del varón, que reflejan los restos de un entorno cultural o educativo precedente. Pero de todas formas se ha respetado el tono original de la obra, teniendo presente por una lado que las fantasías pueden desvanecerse al instante y por el otro la importancia de disfrutar de una relación sexual satisfactoria, alegre, renovada, feliz.

LOS EDITORES

Introducción

Avance informativo: TODO EL MUNDO tiene fantasías —tu amante, tu jefe, incluso tu abuela. De hecho, existe una probabilidad de que estén fantaseando justo en este momento—. Algunos estudios han descubierto que el 95% de nosotros, tenemos fantasías sexuales cada día. Y por una buena razón: existen muchas maneras de acariciar y ser acariciados al hacer el amor. Pero como la fantasía es ilimitada, nuestras divagaciones mentales eróticas se convierten en una expresión más o menos creativa de nuestra sensualidad.

Tiempo atrás se creía que las personas que fantaseaban no disfrutaban lo suficiente del sexo o no eran buenos amantes. Hace tan sólo treinta años, ni siquiera se creía que las mujeres hicieran algo tan bajo como fantasear. En la actualidad se sabe que no sólo las mujeres auténticas dejan vagar su imaginación erótica, sino también las personas que tienen muchas relaciones sexuales, y que disfrutan mucho del sexo, tienen más fantasías. Así que seguid soñando.

Yo envié peticiones para que las mujeres y hombres de verdad, de la vida real, desvelaran sus imaginaciones más sensuales. Me contestaron varios centenares, con detalles explícitos y sin ningún tipo de inhibición —por carta, e-mail y en persona—.

Para estar segura de que me revelarían todo, se dijo a los que respondían que la inclusión de los nombres y detalles personales era opcional.

¿Qué tipo de fantasías tenemos? Una fantasía no es más que un deseo caprichoso, un cuadro o una historia que llevamos en nuestra mente. Puede ser relajante, excitante o emocionante. Puede estar provocada por un pensamiento, una esencia, la visión de una imagen erótica, el roce de una mano extraña —cualquier cosa que agite tu imaginación—. Sin embargo, algunas son imágenes breves: un pecho, una cadera, un pene, un pie desnudo. Otras son escenas extremadamente complejas y detalladas. Las fantasías de mujeres tienden a ser seductoras, sensuales, apasionadas y lentas, e incluyen un guión que pone énfasis en las caricias, la conversación y la comprensión. Por el contrario, la típica fantasía sexual masculina se parece mucho a una película pornográfica. Se olvida de la estimulación y del coqueteo. Se olvida del período de relación de amistad. Es sumamente visual y el tema es la gratificación física inmediata.

Durante la investigación realizada para este libro escuché algunas fantasías de mujeres como: cubrir de besos de la cabeza a los pies, masturbarse en una habitación llena de chicos, ser acariciada tiernamente por las Spice Girls, ser lamida cariñosamente por un golden retriever, seducir al hijo pequeño de un vecino, y ser violada por una banda de adolescentes. Y oí fantasear a los hombres sobre mirar a su compañera mientras hacía el amor con otra persona, intimidar a una colegiala, ser seducido por dos o más mujeres y sobre relaciones anónimas en el tren.

Mientras que algunas de estas fantasías coinciden, dividí los sueños en lo que generalmente se conoce entre los expertos como los *temas* de máxima fantasía, cada uno con una breve explicación que explora los impulsos psicológicos subyacentes que puedan haber causado este deseo erótico.

Pero lo principal es que las fantasías se presentan de muchas maneras diferentes. No hay nada prohibido o anormal en lo que haces, dices o piensas en la intimidad de tus pasiones mentales, y no existe ninguna limitación de los placeres que puedes explorar y disfrutar cuando das rienda suelta a tus deseos íntimos. Puedes soñar con hacer el amor con el basurero, con su esposa e incluso con su perro (hablamos de sueños) y seguir siendo un ciudadano recto con unos anhelos sexuales perfectamente respetables. Cualquier información puede valer para soñarla. Tus fantasías sólo serían preocupantes si se vuelven obsesivas y exclusivas hasta el punto de dominar tu vida.

En realidad, las fantasías son una parte esencial de nuestro repertorio sexual. Éstas hacen que seamos unos amantes más seguros de nosotros mismos y quedemos más satisfechos al liberarnos. Y nos permiten ser mejores de lo que verdaderamente somos. Es decir, más experimentados, más confiados, más arriesgados, más deseados. Las fantasías nos proporcionan un medio seguro de explorar nuestro lado salvaje sin temor a herir a nuestros amantes o a nosotros mismos. Puedes satisfacer tu curiosidad con tranquilidad para saber más acerca de cómo sería el ser forzada a hacer el amor, tener relaciones con un amigo o un pariente, hacer el amor en un lugar público o hacer el amor con otra mujer aun cuando nunca se te ocurriría hacer estas cosas en la realidad.

Considera las posibilidades. Puedes mostrarte de la manera que quieras: hermosa, exótica, alta, rubia, cabello oscuro, con mucho pecho, delgada... de todas las maneras posibles. Tu compañero de fantasías puede ser un personaje famoso, el chico que trabaja en el vestíbulo, o el amante de tu mejor amiga. Tú controlas todo. Puedes escribir y dirigir la escena para representar lo que desees.

Tus fantasías sexuales también son un fuerte afrodisíaco mental. A menudo, la masturbación y las fantasías van de la mano (por así decirlo). Pero el 80% de las personas también usan las fantasías como un accesorio sexual, para hacerles incrementar el deseo y ayudarles a centrarse cuando hacen el amor. Los estudios también han descubierto que el soñar prepara tu cuerpo para un orgasmo más potente. Las imágenes eróticas que tu mente evoca aumentan la circulación y tensión muscular, permitiendo una mayor sensación física y un mayor sentimiento de liberación cuando llegas al orgasmo.

Dicho de una manera sencilla, las fantasías sexuales generan energía erótica y esa energía es un regalo maravilloso que te puedes dar a ti misma. Utiliza este libro para leerlo como un placer sensual solo para ti, o léelo en voz alta con el hombre que amas para estimular tu vida sexual hacia nuevos límites. ¡En cualquier caso, disfruta!

Capítulo 1

Fantasías estimulantes

Introducción

Cada mañana, cuando pasas por delante de su escritorio en el trabajo, el olor de su loción para el afeitado desencadena una corriente interminable de fantasías. No se trata de si algún día saldrás con él o no. Muchas mujeres alimentan sus deseos soñando con personas de su vida cotidiana, especialmente si la persona es atractiva. Es una manera de hacer que la vida sea interesante y/o superar las limitaciones sexuales de una relación en la vida real.

Un giro inesperado en una fantasía de un enamoramiento es imaginar que estás en una escena de amor con una persona famosa, como por ejemplo un estrella de cine o un cantante. El carisma sexual es parte y parcela de ser famoso. Por eso soñar sobre una noche de pasión desenfrenada con George Clooney es sólo una extensión de esta cualidad de estrella. Tal vez algún día te encuentres con George y acabes teniendo un apasionado romance con él. Mientras tanto, si sueñas con George, al menos lo puedes *tener* siempre que quieras.

Desde luego, nadie sabe realmente qué clase de amante es tu propia fantasía, ¿pero a quién le importa? Aquí la cuestión principal es el deseo. Como es una fantasía producida por ti misma, no hay ninguna posibilidad de ser rechazada, tanto si el objeto de tu imaginación es una persona famosa, o simplemente alguien que hayas deseado durante mucho tiempo. Esa es la razón por la que a menudo esta fantasía en concreto es un modo de estimular el ego de las mujeres que se sienten inseguras de su capacidad de seducción. Puede ser que en la vida real él ni siquiera te mire, pero en tu fantasía, tu amante imaginario no se puede cansar de ti.

Él ha regresado. Soñar con ligarte a un antiguo novio lleva este concepto un paso más adelante. En este caso tienes una historia real y algunas veces recordada tristemente con el amor de tus sueños. Soñar con ellos puede ser un modo de terminar el rechazo o simplemente recordar el sexo explosivo sin tratar el dolor de la relación. Es la vieja historia del «podría, tendría, debería».

Por otra parte, si el sexo con tu ex fue estupendo, tal vez quieras revivirlo, quizá utilizando esos recuerdos para reafirmar tu confianza en ti misma como amante.

***Janine**, 31 años, abogada*

En realidad, mi marido no puede apartar las manos de mí. Pero mi cuerpo es un verdadero impedimento para que yo me vea sensual. No puedo imaginarme que un hombre responda sexualmente alguna vez a este cuerpo o a estos muslos. Durante el acto sexual me tengo que imaginar a mí misma más joven, más ágil, y con un físico distinto para excitarme más.

Otras fantasías que tengo son que mi marido se me acerca sigilosamente mientras estoy durmiendo y que me da una sorpresa oral de cientos de besos de la cabeza a los pies.

***Miranda,** 29 años, agente inmobiliario*

Es tarde y solamente quedamos en la oficina yo y mi jefe, que está casado. Me examina persistentemente, por eso me echo sobre él, me subo la falda (en el trabajo hemos de vestir de un modo muy formal) para dejar a la vista las medias y las ligas. A continuación, hacemos el amor apasionadamente sobre su escritorio.

***Linda,** 27 años, asesora de marketing*

Mi hombre ideal es apuesto, fuerte, inteligente, delicado, cariñoso. Mi amante actual no se ajusta exactamente a este perfil, pero ¿quién dice que tengo que renunciar a esta fantasía? Cuando tengo relaciones con Ron, proyecto mi fantasía mentalmente como una película romántica. Este sueño aún me excita más, lo cual excita a Ron, llevando nuestro acto sexual a los más altos niveles de erotismo. A veces me siento culpable de utilizar la fantasía mientras estoy haciendo el amor con mi amante, ¿pero qué tiene eso de malo?

***Sandra,** 29 años, restauradora*

Suena el despertador. Es hora de hacer un esfuerzo para levantarse de la cama y apresurarse para ir a trabajar, pero el único que se levanta es mi amante (bien, en todo caso una parte de él). Siempre se despierta al instante. Me siento adulada, divertida, excitada... pero trabajo. Él me coge, me estira hacia el calor de su cuerpo, pasa la lengua por mis pezones, me acaricia el clítoris. El reloj está sonando. Me olvido de una larga y prolongada estimulación erótica: el jefe no lo comprendería. No hay tiempo para más lametazos deliciosos y jugosos. Jugar en la ducha es erótico, así que me olvido del desayuno y tomo mis golosinas en la cama.

***Denise,** 24 años, recepcionista*

Es un día muy frío del mes de diciembre. Llevo puesto un grueso jersey de cuello alto, mallas y debajo de todo esto, el canesú más sensual que tengo. Él me ha llamado para vernos, es un policía local. Un policía casado. Nos conocimos en el trabajo y empezamos a salir como amigos, pero pronto pasamos a ser amantes. «¿Dónde?» le pregunté. Tendría que ser en algún lugar de su ronda, pero lo suficiente lejos del centro de la ciudad para que nadie nos sorprenda. Acordamos encontrarnos en un parque del extremo norte de la ciudad. Cuando llego, nos abrazamos, nos besamos y nos desnudamos el uno al otro de un arrebato. Probablemente estamos a una temperatura de 5° bajo cero, pero hacemos el amor de un modo salvaje y apasionado sobre el suelo.

***Daisy**, 25 años, analista de sistema de redes*

Mi amante y yo fijamos una cita. Reservamos la habitación de un hotel. Decimos a nuestras secretarias que salimos a una comida de trabajo. Igual que unos críos que engañan satisfactoriamente a los adultos puritanos, nos encontramos en el hotel.

Hemos acordado que el primero que llegue encargue servicio de habitación para dos. Después de todo, el sexo de la hora de la comida requiere ciertos planes y organización. En cuanto estamos los dos en la habitación, no perdemos tiempo con tonterías. Estamos en la cama y en pleno éxtasis por los orgasmos. Nada de teléfonos, agendas electrónicas, máquinas; sólo nuestro cuerpos, nuestra respiración, nuestros olores.

Después de una mañana sin descanso en la oficina, de mirar el monitor del ordenador y de ocuparse de trivialidades insoportables, esto es pura sensualidad animal. Nada como una pequeña fantasía sexual para una pequeña pausa a mitad de la jornada.

***Caroline**, 34 años, directora*

Soy una mujer divorciada que vive tranquilamente en casa con una hija de cinco años. Hasta hace poco no había ningún hombre en mi vida. Pero desde que hace un año conocí a Matthew, mantengo relaciones sexuales de un modo que nunca me hubiese imaginado. Una de nuestras escapadas sexuales fue tan excitante que se ha convertido en mi sueño favorito que vuelvo a repetir cuando me encuentro sola en casa.

En esta fantasía, recuerdo cada pequeño detalle del primer viaje en coche que hicimos juntos. Fue un viaje largo. Mientras Matthew conducía, yo empecé a darle de comer una jugosa hamburguesa y patatas fritas. Me lamía y me chupaba los dedos al llevarse la comida a la boca. Él mantenía las manos al volante y sus ojos en la carretera, pero muy pronto mis manos empezaron a corretear por todo su cuerpo. Justo después de anochecer, nos paramos a un lado de la carretera, en una zona de descanso, y terminamos haciendo el amor desnudos en un campo.

Ahora, si alguien del trabajo llegase a enterarse alguna vez de aquella noche desenfrenada, dirían «¿Quién se lo hubiese podido imaginar?» Eso forma parte de la diversión: saber que me comporté de ese modo tan poco corriente y lo mucho que disfruté precisamente por eso.

Laura

Es muy temprano por la mañana y el sol está intentando entrar en la habitación tras las persianas cerradas. Es sábado, y pensé que podrías dormir un poco más, por eso me he estado moviendo en silencio con cuidado para no perturbar tu sueño profundo. De vez en cuando mueves el cuerpo bajo el cálido edredón y finalmente terminas de espaldas, las piernas abiertas, el cabello alborotado y con una mirada de felicidad en tu cara.

Me gustan las mañanas como ésta, cuando puedo observarte mientras duermes. Cuando han desaparecido las facciones de preocupación por la rutina laboral de cada día y tu frente está relajada. En días como éste quiero besarte suavemente desde la punta de los dedos de los pie hasta esa frente con frecuencia surcada de arrugas y hacerte saber lo mucho que me importas. Podría decírtelo con besos.

Sigo secando mis cabellos húmedos con una toalla, mientras observo tu pose y dejo que mis ojos recorran tu pecho medio descubierto. Luego, mientras cepillo algunos enredos de mis cabellos rojizos, éstos continúan dirigiéndose todavía más abajo, y se entretienen en tus largas piernas. Me gustan tus piernas. Me gusta estirar mi cuerpo a lo largo de ellas una noche fría de invierno, sintiendo tu calor, mientras tú sientes mi boca acariciándote tus partes más íntimas.

Me gusta pasar por ellas mis uñas pintadas de color rojo, arriba y abajo, arañando la superficie de tu piel hasta que se te pone la piel de gallina y te oigo gemir de placer. Me gusta darte masajes en la parte interior de tus muslos, haciéndote prever cuál podría ser mi siguiente movimiento. Me gusta tu tacto y tu perfume, la textura de tu piel. Ansío tu proximidad. Mi cuerpo se estremece sólo de pensar en tocarte y, mientras permanezco ahí observándote, oigo un leve gemido. Me doy cuenta que procede de mí misma y me sonrío mientras dejo el cepillo sobre el tocador. Mi bata de seda azul se las ha arreglado para abrirse y me quedo allí sin nada de ropa debajo, excepto unas medias de algodón de color negro, intentando decidir qué hacer.

Ya se está haciendo tarde y sé que te vas a despertar pronto. ¿Así que por qué no despertarte de un modo sensual? El dedo del pie asoma por debajo de las sábanas provocativamente y me inclino a besarlo con suavidad. Te agitas un poco en sueños y una ligera sonrisa se dibuja en tu boca, así que decido que ya es hora.

Levanto el borde de la sábana y empiezo a darte suaves besos sensuales en los dedos de los pies y por los pies. Mis manos acarician tus curvas a medida que se van deslizando hacia arriba, llevando la cuenta de los besos que voy depositando sobre cada centímetro de tu cálida carne... 10... 11... 12...

Empiezas a estirarte y a gemir un poco, lentamente vas siendo consciente de mis atenciones, y una sonrisa ilumina tu rostro cuando abres los ojos para verme desaparecer por debajo del extremo del edredón. «Mmmm, ¿qué es esto, el desayuno en la cama?», oigo que murmuras. Dejo de reírme, después sigo dando besos y contando... 19... 20... 21... «¿Por qué estás contando?», dices medio dormido y te estiras un poco más. «Quiero ver cuántos besos necesito para llegar hasta tu boca», digo con una sonrisa que tú no puedes ver.

Empiezo a variar el roce de mis labios sobre tu piel, a veces rozándola ligeramente, a veces chupándote la carne o mordisqueándola suavemente. Tu cuerpo se agita ligeramente con las caricias agresivas y se relaja con las suaves. Nunca sabes qué esperar cuando me deslizo cerca del lugar en que tus piernas se encuentran con tu torso. El trayecto hasta ahí ha supuesto 34 besos y aún me falta mucho para que mis labios se encuentren con los tuyos.

Extiendes la mano hacia la mesita de noche y coges un trozo de chicle, haciendo una bola con el papel y arrojándola a la papelera. Fallas por unos centímetros, porque he escogido el momento preciso en que la tirabas, para besarte en el punto más íntimo de tu cuerpo. Levantas el edredón para dejar que entre un poco de aire y comentas que parece que me he desviado del camino. Mi línea de besos se ha parado momentáneamente mientras exploro ese terreno.

Sonrío interiormente, una sonrisa maliciosa. «No he podido resistirme», jadeo, mientras mi boca te toma. «Quiero a una chica con poca voluntad», murmuras entre gemidos. Tu cuerpo se ondula bajo el mío, deslizando tu miembro endurecido hasta el fondo de mi boca, a través de mi lengua hambrienta. Retiras el edredón, dejando que solamente me cubran las sábanas ligeras.

Mi bata hace tiempo que se ha deslizado, dejando al descubierto mis hombros desnudos y mis pechos generosos. Dejas la sábana sobre mí, disfrutando de las sensaciones de lo que pasa debajo. Mis pechos rozan ligeramente el interior de tus cálidos muslos justo por encima de las rodillas y tú sientes mis firmes hombros contra las palmas de tus manos.

Alzas un pie y frotas mis piernas dobladas, moviéndolo arriba y abajo de la parte exterior de mi muslo. Mi cuerpo se excita tanto con tu tacto, que empiezo a gemir suavemente, creando una vibración que sube por tu miembro hasta la ingle. Desvías el pie hacia el cálido lugar entre mis piernas y éste empieza a rozar delicadamente contra las medias. Eso me provoca una sensación de cosquillas y me eleva a otro nivel erótico.

Oigo que murmuras algo suavemente, pero se pierde entre las sábanas. Las palabras no son importantes. Ahora nos comunicamos por el tacto. Sólo quiero saber que te estoy complaciendo y eso queda claro por el coro de gemidos que creamos los dos juntos. Obviamente tú también me estás dando placer.

Mis caderas empiezan a latir por el contacto de tu pie y tú presionas los dedos contra las medias, pasándolos por debajo del borde de vez en cuando, excitándome cada vez más, provocándome. Quiero tus manos y tu boca sobre mí, pero primero están tus necesidades. Siento que tu urgencia aumenta con cada lametazo de mi lengua y siento que tu cuerpo se tensa bajo el mío.

Mis manos trabajan tu carne con experiencia, y te levantas hacia mí introduciéndote más con cada empuje ascendente, hasta que explotas en el fondo de mi garganta. Tu cuerpo tiembla en mis manos hasta que finalmente te echas de espaldas sobre el colchón.

Sigo con mis besos y contando a partir de la parte superior de tus muslos con el número 35... 36... 37... Mi boca sigue subiendo hacia arriba, mordiendo, chupando, mi lengua lame delicadamente tu cálida piel, húmeda por el esfuerzo de nuestras relaciones sexuales. Me gusta tu olor masculino a almizcle, me gusta sentir el contorno de tus músculos bajo la superficie de tu piel, me gusta tu sabor salado... 40... 41... 42...

«Mmmm, qué maravillosa forma de despertar», dices, sonriendo suavemente mientras buscas mis ojos. «¿Qué celebramos?»

«Estabas demasiado delicioso para ignorarte», digo en broma, guiñando un ojo por si acaso. Te ríes suavemente y tus manos recorren lentamente mi espalda hacia mis cabellos... 44... 45 ... Tus manos presionan mi boca contra tu tetilla y me detengo ahí por unos segundos, rodeándola con mi lengua y dándoles ligeros golpes. Mi boca la rodea, estirándola con cuidado, chupándola y mordisqueándola hasta que empiezas a gemir otra vez.

Mis manos corretean libremente por tu torso siguiendo los músculos punto por punto. Dando masajes con firmeza, después haciendo cosquillas suavemente, buscando respuesta en las terminaciones nerviosas. Tu cuerpo parece lleno de sensaciones y empiezo a sentir otra erección contra la parte interior de mi muslo.

Te miro a los ojos y arqueando una ceja digo, «Mmmm, parece que Wee Willie Winkie quiere volver a jugar». Tú echas la cabeza hacia atrás sobre la almohada y lanzas una fuerte carcajada. Empiezo a reírme contigo y me estiro sobre tu cuerpo. Me gusta sentir las vibraciones que pasan de tu cuerpo al mío cuando te ríes. Es lo que más me gusta de ti. Tu sentido de la diversión, tu risa y la manera en que sueltas un grito ahogado cuando te cojo por sorpresa.

Cuando la risa se apaga empiezo a contar de nuevo... 46... 47... 48... subo por tu pecho hasta tu cuello. Me gusta besar tu cuello y respirar contra él hasta que te hace cosquillas y te produce escalofríos. Mi lengua consigue atraer a la boca tu lóbulo de la oreja, precisamente cuando cuento... 55... 56... y chupo la delicada carne aterciopelada. A ti te gustan las cosquillas que eso te producen y gimes en respuesta a las súplicas que te susurro de sentirte dentro de mí.

De repente me das la vuelta y tu pecho suave está sobre mí. Extiendes la mano hacia abajo y te diriges a mi cálido montículo, acariciándolo con un movimiento sensual. Unas corrientes eléctricas me hacen estremecer y mi cuerpo se arquea bajo el tuyo como respuesta. Tus dedos se deslizan por el borde de mis medias y sientes la suave piel delicada y depilada.

Sientes escalofríos en tu interior y en la zona de la ingle cuando tus dedos se humedecen, deslizándose cada vez más adentro. Se me corta la respiración y jadeo transportada por un placer irresistible. Mis manos bajan la goma elástica de las medias, rogándote que me las saques. Te dispones a hacerlo con un rápido movimiento de tus fuertes manos y oigo que el tejido se estira como si se fuera a desgarrar.

Cada vez me excito más, a medida que te vuelves más y más salvaje y tus manos separan mis piernas para permitir que accedas entre ellas. Te paras momentáneamente, mirando profundamente mis ojos azules y empiezas a besarme el cuello en el mismo punto que yo terminé de besarte a ti.

Cuentas tú a medida que vas besando mis nalgas y colocas tu cuerpo entre mis piernas: 57... 58... 59... El último beso queda amortiguado al encontrarse nuestros labios y tu miembro largo y endurecido se desliza lentamente en mi interior, provocando un largo y profundo gemido de los dos. Hemos terminado de contar.

***Dorothy**, 28 años, técnica informática*

Todo es silencio en la noche tranquila. Estoy inquieta, excitada y nerviosa, todo a la vez. Su carta decía que él llegaría un poco antes de amanecer. Ha pasado mucho tiempo desde que le abracé, le sentí, le besé. He estado esperando mucho tiempo este momento.

Nos hemos escrito uno al otro cada día, diciéndonos lo mucho que nos echábamos de menos y lo mucho que deseábamos tocarnos.

Me estoy haciendo ilusiones de lo bueno que será sentirlo otra vez en casa. Deseo hacer el amor apasionadamente con él.

Siempre hemos disfrutado del sexo, pero sé que esta vez todavía será mejor.

Me preparo un baño caliente y me saco la bata. No puedo resistirme a la necesidad de tocarme, soñando que es él quien me toca. Cuando estoy a punto de llegar al orgasmo, se abre la puerta del baño. Aquí está él, más guapo de lo que yo había soñado. Se acerca y me besa suavemente los labios. Se empieza a desnudar lentamente y se mete en el baño conmigo. Me agarra de la cabeza y empieza a besarme profusamente por toda la cara y el cuello. Después se desvía a mis pezones tomando uno en su boca y frotando el otro con su mano.

Estoy gimiendo de placer, manifestándole cuánto le quiero y rogándole que me haga el amor. Me coloco en su regazo y empiezo a montarle. Primero comienzo poco a poco hasta que ya no puedo aguantar más y, entonces, empiezo a montarle con todas mis fuerzas, empujando mi pelvis sobre su verga endurecida. Sabe que estoy a punto de llegar al orgasmo y me aparta de él y me lleva al dormitorio. Él ha echado de menos todo sobre mí y quiere que esta noche sea interminable. Me deja en la cama y empieza a besarme por todas partes. Cuando llega a mi punto más íntimo se detiene a lamerlo lentamente de arriba abajo. Yo comienzo a sentirme aturdida. Él lame poco a poco y mete el dedo en mi vagina.

Cuando yo empiezo a mover la pelvis, él continúa lamiendo aún más enérgicamente con dos dedos en mi interior. Sabe que estoy a punto de explotar, así que me deja llegar, enterrando su rostro en mi pelvis y probando mis jugos. Grito y mi cuerpo no cesa de estremecerse de placer. Él se estira de espaldas sobre la cama y me dice lo mucho que me quiere, lo mucho que me ha echado de menos y que en todo momento piensa en mí y que nunca quiere volverme a dejar.

Yo me pongo encima de él y empiezo a besar su cuello y su boca. Voy lamiéndole a medida que desciendo hasta sus tetillas y sigo bajando hasta su miembro endurecido. Lamo su verga de arriba abajo y me pide que la meta en mi boca. Mis labios se dirigen hacia la punta y dejo que él sienta mi respiración y el calor de mi boca mientras la devoro. Chupo con toda mi fuerza, haciendo que se corra todo dentro de mí. Siento el cálido jugo deslizarse por mi garganta.

Me despierto sola.

Michelle, *25 años, enfermera*

Como en este momento me encuentro entre los amantes y el celibato, mi fantasía sobre todo consiste en las cosas que echo de menos de mis antiguos amantes y de las relaciones amorosas que tuve con ellos. Me gusta que me laman y chupen los pechos, también que alguien se arrodille delante de mí.

Hay un médico sobre el que sueño mucho, un tipo con el que tuve una relación. En la escena final él dice: «Sácate la ropa».

Él era increíblemente sensual y disfrutamos mucho haciendo el amor, pero cuando todo terminó se fue. Por una parte me quedé desconsolada, pero por la otra me sentí contenta de estar reviviéndolo a solas. La única diferencia es que en mi fantasía yo soy la que me voy y él me ruega que me quede.

Helena, *29 años, jefe de personal*

Tuve relación con un hombre durante cinco años hasta que el año pasado nos separamos. Mientras estuvimos juntos nos escribíamos cartas de amor y sexo. Después de separarnos me envió esta carta. A veces la cojo y me masturbo, fingiendo que lo que él ha escrito está sucediendo realmente:

«Creí que podría meterme... Me gustaría mordisquear los pezones a medida que se van endureciendo, al principio con suavidad y delicadeza, sintiéndolos aumentar de tamaño en mi boca, luego, con más fuerza cuanto más húmeda te pusieras. Me gustaría que te montases sobre mi húmeda lengua ardiente... quitándote las medias e introduciendo toda mi lengua deliciosa hasta el fondo, labio con labio. A continuación, pasearía la parte inferior de mi lengua por tu cavidad, de nuevo, al principio suavemente, hasta que tu coño estuviese ardiendo y tus labios llenos de néctar...

Chuparía esos labios ardientes jugueteando con tu excitado clítoris erecto, dejando que mis dientes corretearan desde los lados hasta el mismo extremo, dándole un mordisco apasionado, mientras estrecho toda mi boca contra tu sexo, dejando balancear mi lengua en tu interior. Saborearía tu clítoris hasta que cerrases los ojos y empezases a moverte con esa excitada lengua salvaje hasta que no pudieses aguantar más. Sí, he estado pensando mucho en ti».

***Emma**, 27 años, estudiante de postgrado*

Me encuentro sola en casa masturbándome, cuando creo que oigo abrirse la puerta de la calle. Me siento tan bien que lo ignoro. Mantengo los ojos cerrados, disfrutando de las sensaciones que me dan mis dedos, cuando oigo que alguien entra en la habitación.

—¿Emma, estás despierta?

Es mi antiguo novio. Nos separamos la semana pasada y me viene a la memoria que habíamos acordado que esta mañana le entregaría las cosas que había dejado en mi piso. Esto me hace recordar que probablemente todavía tiene una llave.

En realidad salto rápidamente, me pongo encima algo de ropa y finjo que me fui a la cama tarde. Pero ahora, cuando fantaseo sobre ese momento, sueño que gimo suavemente, haciendo que mis dedos me vayan acercando al orgasmo.

Él se acerca a la cama, retirando la colcha. Sus manos se deslizan entre mis piernas, percibiendo cómo me late el clítoris. Se inclina y me lo chupa. El orgasmo llega rápidamente, mi clítoris moviéndose contra su boca. Pasamos el resto del día haciendo el amor.

***Felicia**, 33 años, madre*

Mi tema principal se basa en algo que realmente me sucedió con un antiguo novio. Sólo que ahora me imagino que es a mi marido a quien le hice esas cosas. Hemos salido a cenar y nos estamos comportando muy sensuales, enviándonos besos el uno al otro. Más tarde en un club de baile no podemos quitarnos las manos de encima. De camino a casa nos paramos dos veces para hacer el amor un par de veces en el asiento de atrás del coche.

Cuando por fin llegamos a casa, lo hacemos en la terraza a la luz de las estrellas, durante horas, aún cuando está lloviendo. Todavía vamos a bailar, pero nunca pasadas las 10 de la noche, pues nos sentimos forzados a salir antes, por la lujuria.

***Andrea**, 30 años, camarera*

Mi último novio —a quien llamo Henry— era un amante extraordinario, mucho mejor que mi novio actual. Esta es la fantasía que mezclo a veces cuando estamos haciendo el amor.

Me imagino que Henry y yo nos encontramos en un restaurante después de habernos separado. La fuerza de su beso me coge por sorpresa ya que fue él quien quiso acabar con nuestra relación. Los dos nos sentimos embargados por la pasión y decidimos saltarnos la cena. Él me lleva a su coche y nos hundimos en los blandos asientos. Mi corazón late aceleradamente mientras nos dirigimos a su piso. Sé que me equivoco, pero no lo puedo evitar. Nos estamos besando delante de la puerta de su piso mientras busca a tientas la cerradura. Nuestras lenguas exploran, presionando la boca del otro.

Mientras nos dirigimos al dormitorio, observo retratos de una mujer. «Mi nueva amiga», dice Henry, sonriendo de manera provocadora, esperando que yo reaccione con lágrimas. Pero sabiendo que es a mí, a mi cuerpo, a quien Henry quiere, simplemente me encojo de hombros y le arrastro hacia el dormitorio.

Me empuja delicadamente encima de la cama, haciéndome girar... su mano alcanza la cremallera de mi vestido. Percibo cómo la va bajando por mi espalda, sus manos cálidas deslizándose entre los bordes del vestido abierto, acariciando mi piel. Su ardorosa respiración me acaricia a medida que va besando mi espalda. Me desabrocha el sujetador y desliza la mano por debajo de ellos, acariciándome los pechos. Sus manos estiran con delicadeza el vestido dejándolo resbalar por mi cuerpo hasta el suelo. Su boca desciende por la parte baja de la espalda, su lengua va saboreando mi sudor. Sigue descendiendo, me saca las medias, la lengua lame entre mis nalgas, alcanzando entre mis piernas. Mientras el vestido resbala hasta el suelo, me gira poco a poco, dejando mi cuerpo al descubierto. Su boca presiona fuertemente la mía por un momento, después se desliza lentamente sobre mi cuerpo. Su lengua se balancea suavemente en mi ombligo mientras va bajando lentamente. Sus manos me abren completamente, la boca me cubre.

Siento un placer exquisito cuando me chupa profundamente. Mi orgasmo brota enseguida, inundándole con mi jugo. Él me sujeta rápido, saboreándome. Oigo cómo se desabrocha el pantalón y siento que lo deseo dentro de mí. Tiene una erección formidable. Me abre bien las piernas y presiona suavemente, llenándome despacio. Lanzo un grito ahogado cuando empuja con fuerza en mi interior. Retira el miembro poco a poco, frotando la punta por los labios antes de volver a introducirlo. Mis pezones rozan su pecho mientras él entra y sale y me oigo a mí misma jadear cada vez más fuerte a medida que él se mueve más rápido, empujándome con fuerza contra la cama. Siento que su ritmo aumenta y él va aumentando de tamaño en mi interior. Su respiración es cada vez más rápida mientras le llega el orgasmo. Yo le sigo unos segundos después. Cuando se recupera, le hago salir de mi interior y empiezo a vestirme, sabiendo que tengo que irme antes de que vuelva su novia.

***Melissa**, 25 años, PA.*

Estoy en el gimnasio y este tipo realmente musculoso quiere hacer el amor conmigo. Los dos estamos calientes y sudorosos porque él ha estado levantando pesas y yo acabo de dar una clase de danza. Me quita mis leotardos y nuestros cuerpos pegajosos se tocan. Me gusta la dureza de su cuerpo. Realmente es muy fuerte, su manera de hacer el amor es delicada, pero decidida. Y tiene mucho aguante. Me imagino pasando mis dedos por sus músculos tensados y la visión de sus brazos cuando le sostienen alzado mientras me la está metiendo con fuerza. Me dice que tengo un cuerpo maravilloso, lo cual no es cierto en realidad, pero es mi imaginación.

Nunca he estado con alguien verdaderamente musculoso. Me parece que admiro esos cuerpos desde la distancia, pero creo que son un poco exagerados.

***Lucy**, 28 años, profesora de parvulario*

Cuando David y su esposa Caroline (mi mejor amiga) vienen de visita, muchas veces pienso en seducirle a él, pero nunca lo he hecho. Fantaseo que estoy preparando la cena y Caroline va a la tienda a buscar vino. David entra en la cocina para charlar conmigo y yo me apoyo en él delicadamente y le froto mientras hablamos. Se le pone dura y grande. Sigo y pronto se saca el pene, es enorme (Caroline siempre había dicho que lo era, pero no me podía pensar que fuese de ese tamaño) y me lo mete. Me estiro sobre mi vientre en el suelo de la cocina y él me acaricia y me folla como un perro. No hay casi tiempo, así que nos corremos enseguida. Caroline regresa justo cuando nos estamos arreglando la ropa. Espero que no note nuestras caras encendidas.

***Anne-Marie**, 26 años, terapeuta profesional*

Estar en presencia de un hombre que encuentro sexualmente atractivo y pensar en él cuando no estoy en su presencia me enloquece. Me encuentro imaginándome realmente su cuerpo desnudo. En especial su pene y el vello del pecho. Deseo sentirle con mis manos y hacer el amor con él, para sorprenderle con la mejor chupada que nunca le hayan hecho (el realizar un extraordinario sexo oral es otra de mis fantasías, ya que siempre me preocupo de mi habilidad en eso).

Tengo estas fantasías diariamente. Algunas veces incluyo repeticiones de experiencias sexuales anteriores.

***Kathy**, 20 años, estudiante*

Mi fantasía es correrme con una persona famosa. Generalmente es cualquiera que haya visto en una película o en un concierto. Pero han de ser un poco salvajes y sucios. En este momento estoy con Liam Gallagher. Voy a un concierto y tengo una entrada para una fiesta entre bastidores. A lo largo de la noche, observo que él me mira y finalmente se acerca y charlamos, me dice que soy la mujer más hermosa que jamás ha visto y que quiere poseerme. Lo que me emociona es que él es famoso y podría poseer a cualquiera, pero me elige a mí. Está perdidamente enamorado de mí y quiere pasar el resto de su vida amándome. Es como si le hubieran dado una pócima de amor y no me pudiese dejar sola. Me lleva a una habitación privada y hacemos el amor de forma alucinante.

A veces también me masturbo pensando que me lo hacen Kurt Cobain y otras estrellas de rock.

Pero mis fantasías empiezan a aburrirme y desearía tener material nuevo. Tal vez explore la pornografía, aunque lo que he visto sobre este tema no es precisamente excitante.

Anónimo

Al menos hacía cinco meses que no tenía ningún tipo de relación sexual con un hombre. Mis amigas y yo estábamos imaginándonos con qué personaje famoso nos gustaría acostarnos.

Yo elegí a Russell Crowe.

En mi fantasía voy a una sex shop virtual, que es un lugar en el que puedes hacer el amor con quien quieras. Entro en una habitación apenas iluminada con un mostrador, un joven que lleva el registro, y un cartel con el precio: 25 dólares la hora.

—¿Con quién te gustaría hacer el amor virtualmente?— pregunta. No tengo que pensármelo. —Russell Crowe.

—Oh, es uno de nuestros productos más ardientes. Buena elección. —Me conduce a una pequeña habitación privada en donde sólo hay una silla.

—Has de sentarte aquí, y colocar los brazos y las manos en los soportes. Te lo prepararé todo, y cuando acabes, solo tienes que sacarte el casco y dejarlo todo como está.

Me siento en la silla. Acerca el casco negro que estaba atado a la silla hacia delante y me lo pone sobre los ojos. Apoyo los brazos en los soportes y él mueve mis manos de modo que toquen las almohadillas de los extremos.

—¿Está cómoda? –pregunta.

—Sí. —Respiro muy fuerte y mi corazón late muy deprisa.

—De acuerdo, vamos —oigo que aprieta algún interruptor, y después la puerta se cierra cuando él sale de la habitación.

De lo primero que me doy cuenta es que estoy sentada en la terraza de un café, con un café caliente delante de mí. Es increíble: todo lo que veo, escucho, y huelo es real (así lo parece). Mientras estoy sentada mirando alrededor, Russell Crowe se acerca a mi mesa y se inclina ligeramente para hablarme.

—Hola, —dice, mostrando su sonrisa característica. —¿Te importa si me siento aquí?

—No, claro que no, —le digo. Se sienta a mi lado. La mesa es tan pequeña que nuestros muslos se tocan. —Normalmente no pregunto a las mujeres desconocidas si puedo sentarme con ellas, pero tú eres tan hermosa y sexy que tenía que hablarte un rato. ¿Cómo te llamas?

—Margaret, —digo sin respiración. Realmente es guapísimo.

—Vamos, Maggie, yo soy Russ. Espero que no te importe que te diga esto, pero quiero follarte tan desesperadamente que mi pene se pone duro sólo de mirarte...

Casi lanzo un grito cuando dice eso. No sé qué decir, pero él sí. Se inclina junto a mi oreja y me susurra: «Vámonos de aquí». Siento su cálida respiración en mi oreja. Me hace cosquillas. Acabamos en la tercera planta de un edificio. Al subir las escaleras mecánicas él se queda detrás de mí, presionando su pelvis contra mis nalgas. Siento su verga dura a través de los tejanos, de modo que alargo la mano por detrás y empiezo a tocarle la entrepierna. Gime y yo noto que su paquete se mueve. Cuando aplico un poco más de presión, se inclina más cerca de mí y empieza a besarme la parte de atrás del cuello. Yo me derrito. Cuando dejamos la escalera mecánica estoy chorreando.

Inmediatamente me empuja contra la pared y me besa desaforadamente, sus manos exploran mi cuerpo con voracidad. Yo le devuelvo los besos con una pasión que no había sentido durante años.

—Oh, Dios —jadeo, mientras sus manos encuentran mis pechos. Por un momento, los acaricia suavemente, mientras nuestros besos son menos apresurados y más tiernos. Entonces, con un movimiento rápido agarra la parte de delante de mi blusa, la desgarra y los botones salen disparados. De inmediato, baja mi sujetador, dejando los pechos y los pezones duros como rocas al descubierto. Cogiendo los dos pechos con sus manos, los lleva hasta su boca y empieza a chupar los pequeños y coquetos montículos de mis pezones, alternando de uno a otro, dando vueltas alrededor de cada uno con la lengua. Los escalofríos recorren mi espalda y gimo. Instintivamente aprieto mi entrepierna contra la de él, queriendo sentirle dentro de mí. Empiezo a desabrocharle el cinturón.

Russell sabe exactamente lo que quiero. Le desabrocho el cinturón y el botón de los tejanos, él sigue acariciando y chupando mis pechos. Bajo la cremallera de su pantalón y estoy encantada cuando su pene endurecido salta del pantalón para saludarme, libre de los calzoncillos. Yo lo cojo firmemente, acariciándolo de arriba abajo. Ahora le toca gemir a él. Cuando veo que ya no puede soportarlo más, me desabrocho mis propios tejanos y él me los baja con furia. Sus dedos van directamente a mi sexo mojado, y al sentir mi humedad, se lleva su mano a la boca, lamiéndose los dedos. Me besa apasionadamente y yo saboreo mis jugos en su lengua. Mi única misión en la vida en ese momento es tener muy dentro de mi la verga de Russell. Me deslizo hasta el suelo y le hago señas para que se una a mí.

Cuando penetra en mi interior percibo que voy a correrme enseguida. Hacía tanto tiempo que no me sentía así... es maravilloso. Al principio se mueve lentamente, utilizando los dedos para masajearme el clítoris a medida que entra y sale de mi agujero empapado. —Oh, fóllame fuerte, suspiro —fóllame, fóllame, fóllame.

Cuando nota que estoy a punto, me provoca, retirándose del todo, espera un segundo, entonces vuelve a introducirse. Yo jadeo por la fuerza de su entrada, sintiendo que su pene me toca las partes más íntimas. No aparta nunca su mano de mi clítoris, y en pocos minutos estoy estremeciéndome de placer. Siento que mi sexo se contrae alrededor de su verga, a medida que va penetrándome con más intensidad. Él también está a punto de correrse, así que le rodeo con mis piernas, presionándole más adentro. Con otra potente arremetida él gime y siento que se tensan todos sus músculos. Su rostro se contrae por la intensidad de su orgasmo y jadea. De pronto se relaja y puedo notar el peso de su cuerpo que me aprieta.

En ese momento se termina mi fantasía, pero yo sigo estremeciéndome por la realidad de mi orgasmo.

Lena, *31 años, madre*

Cuando me canso de George, mi novio, a veces lo hago con Harrison Ford. Harrison y yo tuvimos nuestra mejor época más o menos cuando se estrenó su película *Sabrina*, cuando me compré un lápiz de labios oscuro igual que el de Julia Ormond que para mí funcionaba de afrodisíaco, y de nuevo durante el reestreno de la trilogía de *La Guerra de las Galaxias*. ¡Oh, Han! ¡Sálvame!

Pero cuando Harrison se convierte en el personaje de un presidente, me veo forzada a mirar a otro lado, por ejemplo la ferretería. El chico que me atiende cada vez que voy a la ferretería es el candidato menos apropiado para las fantasías sexuales de alguien. Es el chico bajo de cuerpo rechoncho y un poco guapo de cara, pero francamente infantil. Es unos dieciocho años más joven que yo. Sin embargo, existe cierto magnetismo que hace que me desnude delante de él. Le llevo a aquella habitación polvorienta donde guardan las latas de aguacates verdes y los botes de pintura rosa y le bajo la cremallera. Me arrodillo...

Barbara, *29 años, relaciones públicas*

Con frecuencia tengo alguna fantasía relacionada con alguna experiencia anterior reciente. Por ejemplo, si he estado hablando en la oficina con un tipo que está como un tren, fantasearé sobre él. Mi nuevo ayudante es un tipo joven y guapo que se parece al actor Ed Furlong. Nunca pondría en peligro mi posición o nuestra relación laboral por tener relaciones sexuales con él, pero me imagino que él me trae a la cama el café por la mañana, y más.

Patricia, *35 años, cocinera*

Me deslizo desnuda bajo las mantas, mis manos acarician suavemente mi cuerpo, mientras me quedo estirada pensando en la película de Brad Pitt que vi la noche anterior. Mis dedos pellizcan ligeramente los pezones, luego paso las palmas de las manos por los duros capullos. Empiezo a notar humedad entre mis piernas. Deslizo una mano sobre el monte, sintiendo su suavidad, deslizo un dedo en mi interior, luego lo llevo a la boca, saboreando mis secreciones.

Saco un vibrador de debajo de la almohada y lo hago funcionar lentamente dentro de mi hendidura húmeda, imaginándome que es el pene de Brad. Le doy al interruptor para disminuir y sentir los suaves latidos en lo más profundo de mí. Me quedo allí estirada, disfrutando de las sensaciones, tensando los músculos vaginales alrededor del vibrador. Cierro los ojos y me quedo allí, dejando que el vibrador me proporcione el orgasmo.

***Mandi**, 26 años, directora de proyectos*

En tus fantasías puedes ser lo que quieras, esa es la razón por la que son tan geniales. En las mías yo soy la mujer más bella del mundo. Estoy con un tipo que es una mezcla entre Brad Pitt y Albert Einstein: apariencia e inteligencia, y él está tan enamorado de mí que dice que nunca me dejará marchar. Aunque hacemos el amor, no se trata de sexo. Es un amor excepcional y los orgasmos son sensuales e interminables. Me adora y se entrega totalmente a mí, no hay una perspectiva específica, lo excitante es que se trata de los sentimientos que él tiene por mí.

En las relaciones reales odio sentirme insegura y preocuparme sobre si mi novio se siente igual conmigo que yo con él, por eso creo que busco esos sentimientos en mis fantasías.

***Rory**, 31 años, jefa de relaciones públicas*

Estoy en Wembley viendo actuar a Ricky Martin. Él es puro sexo sobre piernas. De repente, mira por encima del montón de rostros, me señala a mí y me invita a subir al escenario. Una vez que se ha terminado el concierto, me lleva a su habitación para una noche de pasión. Después de que me ha poseído, hace entrar al resto de su grupo y empezamos otra vez.

***Carla**, 32 años, ejecutiva de publicidad*

Me gusta todo el concierto y la atmósfera delirante. Todos los cuerpos sudorosos y el olor a sexo en el aire. Estas cosas me vuelven loca. Esta es mi última fantasía: estoy en nuestro local y mi cantante preferido está actuando. Mientras toca la guitarra me quedo paralizada, olvidándome de qué hora es, incluso qué día. Me olvido que este hombre es prácticamente un desconocido para mí. En este momento me está mostrando su alma sinceramente, su manera de tocar no es tan extraordinaria, pero él es muy bueno. No, son los dulces sonidos que salen de su guitarra. La manera que ésta resuena en sus manos y canta con la voz que él le da.

Mi corazón se alza con esas notas, se siente libre y vuela. El sonido me envuelve y yo experimento la intimidad casi sobrecogedora de todo ello. En ese momento quiero empaparme de este hombre, quiero atraerle totalmente hacia mí, sentir su pasión, su amor, su alma. Quiero tenerlo en mis brazos, sentir su torso desnudo contra mis pechos, sentir sus partes íntimas contra mi vientre, probar su piel y sus labios. Quiero sumergirme en sus ojos y dejarle que explore mi cuerpo, sin dejar ningún punto, ni un resquicio sin descubrir.

Ahora mi cabeza me da vueltas y siento que mis piernas casi me abandonan. Él termina y mira. Su cara está encendida, sus labios separados. Parece como si acabase de dejar a su amante y aún se encontrase en trance.

Estira una mano hacia un mechón de cabello y se lo echa hacia atrás. Me imagino a mí misma inclinándome hacia él para besarle. Se me para la respiración cuando siento que sus delicados labios se separan y su lengua lame suavemente mis labios abiertos. Le contesto abriendo mis labios un poco más y deslizando mi lengua hacia fuera hasta encontrar sus labios.

Una mano toca mi cadera, bajando hasta agarrar mi nalga, mientras que la otra se desliza por detrás de mi cuello. Muevo las manos hacia sus hombros, sintiendo aquellos suaves músculos bajo su camisa.

Me atrae más cerca y siento su miembro junto a mi vientre, presionando con mucha urgencia. Mis pechos se aprietan contra su torso, y él desliza un poco más la lengua en mi boca, dulcemente pero con toda determinación. Yo la abro bien para él, mi cuerpo se deja ir uniéndose con el suyo, sus labios y su lengua bañan mi boca. Dejo vagar mi mano por su brazo hacia su culo y presiono y aprieto las nalgas con delicadeza.

De nuevo me siento perdida en su dulce música, pero ahora yo soy su guitarra. Él me está tocando a mí. Sus dedos están golpeándome y rasgueándome. Y mi cuerpo responde resonando a su tacto, vibrando igual que las cuerdas de la guitarra al ser rasgueadas.

Finalmente, todas las canciones han de terminar y esta no es una excepción. Nos echamos hacia atrás y nos miramos el uno al otro. Por un momento nuestras manos recorren el cuerpo del otro, y después vuelven a nuestro lado a su debido lugar. ¡Qué vamos a pronunciar ahora, después de semejante beso apasionado y espontáneo!

Decido agradecer tranquilamente la situación y marcharme.

«De nuevo gracias. Ha sido maravilloso. Tocas una música bellísima». Extiendo la mano y le acaricio la mejilla mientras nuestras miradas se funden.

Tess*, 31 años, directora de ventas a crédito*

Me inventé esta fantasía cuando ese tipo que se parece a George Clooney se trasladó a la puerta de al lado hace algunos años. Desde entonces hemos sido buenos amigos y ya no creo que en realidad se parezca en nada a George Clooney, pero todavía me gusta utilizar esa fantasía cuando me masturbo.

Me encuentro a mi nuevo vecino en el ascensor. Es muy atractivo y me resulta familiar pero no sé de qué. Él me dice que es nuevo en la vecindad y que si conozco un buen lugar para tomar algo. Cuando escucho su voz me doy cuenta que es George Clooney.

Contrariamente a lo que suelo hacer me adelanto y le digo, «¿a mi casa?»

Él acepta mi ofrecimiento y se viene conmigo a mi piso. Desaparezco en la cocina para preparar vodka con tónica. Nos sentamos juntos en el sofá y hablamos. Estoy sentada lo suficientemente cerca de él como para sentir el calor que desprende su cuerpo. Conversamos sobre una serie de temas y descubrimos que tenemos un montón de cosas en común, incluyendo nuestra predilección por el vodka.

Llenamos los vasos un par de veces y la conversación se vuelve un poco más atrevida al tratar de nuestras vidas sexuales. Yo menciono que hace tiempo que no tengo ningún novio. Él dice que no se puede creer eso, ya que soy increíblemente sensual. Me coge la mano delicadamente y se la lleva a la boca, girando la muñeca y besándola ligeramente en el punto del pulso. Me recorre un escalofrío, ya que es uno de mis puntos preferidos. Su lengua me va lamiendo el brazo sutilmente. De mis labios se escapa un leve gemido, aunque yo intento amortiguarlo. Le atraigo hacia mí. Mi boca cubre la suya, mi lengua empuja insistentemente para entrar en la suya. Sus brazos me rodean fuertemente sujetándome muy cerca, mientras estamos sentados en el sofá besándonos. Su boca deja de besarme y se desliza por mi garganta, dando besos y mordisqueando por donde pasa.

Levanto los brazos cuando me quita la camiseta por la cabeza. Le sigue el sujetador. Su boca viaja por la senda del sujetador, lamiendo las marcas que ha dejado. Su lengua traza una senda sobre los pezones y coge uno entre sus dientes. Una de sus manos se desliza buscando la cintura de mi falda. No puedo esperar, me quito el resto de la ropa y me estiro. Él también se ha desnudado. Está estirado sobre el suelo y yo me pongo encima de él y hacemos el amor durante el resto de la noche.

***Diana**, 31 años, trabajadora social*

Estoy de vacaciones en Australia con mi novio. Sólo que no es mi novio, es Mel Gibson. Estamos explorando una zona despoblada y paramos a comer en un área de servicio que parece que hace tiempo que no ha sido utilizada. Nos sentamos sobre un tronco, uno junto al otro mientras comemos, de vez en cuando nuestras manos se tocan, golpean un brazo o una pierna.

Después decidimos dar un paseo por el sendero, explorando un poco. El terreno es agreste, pero el camino es maravilloso. Hace un calor intenso, por eso nos alegramos al llegar a un estanque. Unos árboles enormes rodean el agua cristalina. No tenemos bañadores, pero no podemos resistirnos al agua fresca. Nos quitamos la ropa y corremos para ver quien será el primero. Yo gano a Mel por un pelo, tirándome al agua fría. Nadamos un rato, jugamos mucho. Nos encontramos en el agua, nuestras bocas presionándose mutuamente.

Al principio nos besamos suavemente, explorando nuestras lenguas, dejando vagar nuestros dedos. Nos encaramamos a una de las rocas, el sol lanza sus rayos sobre nosotros. Mientras nuestros cuerpos se van secando, continuamos explorando, lentamente, sin prisas. Los dedos de Mel siguen el contorno de mi cara y de mi cuello. Siento su boca contra mi cuello, buscando el camino hacia la oreja, mordisqueándola delicadamente. Sus dedos golpean mis hombros, deslizándose lentamente hacia mis pechos.

Hunde una mano en el agua y deja caer algunas gotas sobre mis pechos. Vuelve a meter la mano en el agua, esta vez va dejando caer las gotas sobre mi cuerpo, acercándose hacia donde ya estoy húmeda. Sus dedos siguen el agua poco a poco, se detienen a la entrada de mi sexo, burlándose un poco de mí. Un dedo se introduce despacio, haciendo que mi cuerpo se arquee contra su mano. Otro dedo se desliza dentro, uniéndose al primero. Su dedo pulgar empieza a presionarme el clítoris, provocándome el primer orgasmo.

Mel se estira sobre la piedra caliente. Yo me pongo encima de él, haciendo que se introduzca muy dentro de mí. Presiono fuertemente y le siento que me llena. Empiezo a moverme sobre él, inclinándome hacia delante, mis cabellos rozando su pecho. Sus manos se dirigen a mis pechos, golpeándolos un poco mientras nos movemos rítmicamente. El sol da sobre nosotros, calentando nuestros cuerpos ya calientes. Llegamos al orgasmo a la vez.

Capítulo 2

Encuentros breves

Introducción

Estás en la parada del autobús en la hora punta y justo empujando contra ti se encuentra un tipo despampanante de cabello oscuro. Tú sientes que vuestros cuerpos se mecen juntos con el movimiento del autobús. Entonces de repente el objeto de tu deseo empieza a empujarte. Tú contestas. Ambos acabáis en un orgasmo memorable y luego os separáis, sin intercambiar una palabra.

Sea cual sea tu fantasía sexual preferida, prácticamente todas las mujeres han pensado en un momento u otro en cautivar a un guapísimo desconocido. Los estudios demuestran que un polvo anónimo suele ser una fantasía extraordinariamente ardiente para las mujeres, porque les permite superar el sentimiento de culpabilidad y las inhibiciones que a menudo bloquean su excitación y satisfacción sexual. Tanto si se trata del hombre atractivo que has visto por la calle, del camarero del restaurante al que has ido con el novio, del tipo de la puerta de al lado, o simplemente de una persona que te inventas en tu mente, el fantasear sobre hacer el amor salvajemente y de un modo desenfrenado con una persona del todo desconocida te permite la emoción de satisfacer de manera anónima tus deseos más profundos. No hay temor de enfermedades sexuales, de quedar embarazada, de estar en verdadero peligro físico, de la responsabilidad emocional de tener una relación ni, si ya estás comprometida, de ser atrapada.

Ni siquiera tienes que ocuparte del follón de darte a conocer o de resolver si deberías quedarte por la noche. En su lugar hay un hombre que siempre es muy guapo, generalmente muy apasionado y, lo mejor de todo, que está muriéndose de ganas de complacerte de la cabeza a los pies.

***Helen**, 29 años, camarera*

Esta es la fantasía que tengo después de un día especialmente duro. Me preparo al llegar a casa; me desnudo y me sumerjo en el agua vaporosa de la bañera. Me inclino hacia atrás y cierro los ojos, al final siento que mi cuerpo se relaja por primera vez en lo que parece un mes. Descanso durante un rato de este modo, hasta que el agua empieza a estar demasiado fría para sentirme cómoda.

Me seco con la toalla y me deslizo entre el frescor de las sábanas de mi cama. Mi mente vaga medio dormida, medio despierta.

Noto que alguien se mete en la cama junto a mi. «Relájate. Ya se que has tenido un mal día. Cierra los ojos y déjame que te ayude a hacerte dormir», susurra una voz.

Unas manos (¿masculinas, femeninas?) acarician mi rostro mientras que unos dedos dan ligeros masajes en mis sienes. Yo suspiro a medida que me voy muy lejos. Apenas tocándome el cuerpo, las puntas de los dedos descienden por mi cuello, por mis pechos hasta la zona rosada de mis pezones. Tocan delicadamente la punta del pezón y éste se endurece. Siento que los dedos ejercen un movimiento circular alrededor de éste, apenas sin presionar. Un suave gemido se escapa de mis labios.

Noto que la persona dentro de la cama se dirige más abajo y percibo que unos labios hambrientos me chupan delicadamente los dos pezones. Las manos se mueven hacia mis hombros y descienden por cada brazo, dando un masaje a los músculos cansados. Cada uno de mis dedos es masajeado mediante lentos movimientos... me dejo ir durante no se cuánto tiempo.

Las manos regresan a mis pechos, luego siguen descendiendo, masajeando mi torso y el estómago. Noto que alguien se arrodilla entre mis piernas al pie de la cama. Me da un masaje en los pies, incluyendo los dedos. Las manos ascienden por mis piernas con mucha experiencia. Los músculos se derriten por el tacto. Me aplican un aceite. Extiendo las piernas gustosamente cuando los dedos se deslizan a lo largo de mis suaves labios depilados. Lentamente, cada arruga y cada pliegue de mis atributos femeninos es presionado y masajeado entre el dedo pulgar y el índice. El clítoris empieza a reaccionar. Mi humedad se mezcla con el aceite y mis caderas empiezan a moverse rítmicamente, de una manera lenta, casi imperceptible.

Un dedo índice se introduce en mi interior, mientras que un pulgar continúa masajeándome. Con la otra mano, aplican una presión constante sobre el pubis. Ahora el clítoris ha aumentado considerablemente de tamaño y una lengua serpentea delicadamente por él. Siento que los músculos se ponen tensos alrededor del dedo que se encuentra en mi interior. La lengua sigue dando círculos y golpeándome.

Cada vez me cuesta más respirar. Puedo notar que estoy cerca del orgasmo. En mi estado de ensueño, mi excitación aumenta, llevándome a alturas desconocidas. Con cada nueva sensación me siento más elevada. Las caderas se mueven con más decisión y yo misma golpeo los dedos que siguen presionándome.

Ahora estoy cerca del límite. Me parece difícil respirar. Los pulmones se dilatan cuando consigo hacer entrar más oxígeno. Mi espalda se arquea, levantando las caderas de la cama. Todo mi cuerpo se tensa al llegarme el primer espasmo fuerte, luego me relajo y me dejo ir.

Mi cuerpo se mueve conmigo. Los labios chupan mi clítoris mientras que la lengua me sigue estimulando. Noto que empiezan las contracciones del orgasmo. Me oigo a mí misma gemir por el alivio repentino. Cada vez floto más alto, a medida que me acerco al límite. Los músculos aprietan el dedo dentro de mí.

Cada nueva oleada me envuelve, aliviando la tensión y debilitando mi energía. El espasmo va cediendo intensidad pero continúa. Yo sigo vagando durante lo que parece una eternidad.

***Carla**, 25 años, directora de marketing*

En el exterior ha estallado una tremenda tormenta. Estoy contemplando cómo cae la lluvia por la ventana. Sin darme cuenta paso mi mano arriba y abajo del brazo, disfrutando del contacto. Poco a poco empiezo a tocarme los pechos. Los pezones se endurecen y yo sigo jugando con ellos, disfrutando de esa sensación. Deslizo mis dedos por los labios de mi sexo. Ya estoy un poco mojada. Empiezo a tocarme el clítoris y cuando llego al orgasmo, cae un rayo y el resplandor me permite ver la sombra de alguien que está de pie en la habitación. «¿Quién demonios está ahí?» Lanzo un chillido.

Es un hombre completamente empapado. «Lo siento, mi coche se ha estropeado. He llamado a la puerta pero me imagino que no me has oído«, dice. «Estoy buscando un sitio para poder llamar por teléfono al servicio técnico. Ahí afuera hace una noche de perros». Me pregunto qué es lo que habrá visto antes de que yo me diera cuenta que había entrado. Entonces observo que es exactamente mi tipo: pelo castaño, ojos oscuros, alto, mandíbula fuerte. Cojo una manta del sofá y le digo, «Me parece que tienes frío. ¿Por qué no te quitas la ropa y te envuelves con esta manta?».

Me giro para dejar que se cambie, pero él no se da cuenta que yo sigo viéndole reflejado en el espejo. Le contemplo paralizada. Tiene un cuerpo moreno y musculoso. «Ya está», murmura. Me doy la vuelta y él se encuentra tan cerca de mí que mis pechos rozan su torso. Me inclino hacia delante y le beso delicadamente. Él me atrae más cerca, su lengua se abre paso hacia el interior de mi boca. Nos dirigimos hacia el sofá. Me separa las piernas, levantándome el vestido. Su cabeza desciende hasta mi coño, sus dedos me abren del todo, la lengua se sumerge profundamente dentro de mí. Doy un grito ahogado de placer mientras me lleva rápidamente al orgasmo, mis jugos goteando sobre su rostro. Yo me estiro allí sintiéndome completamente satisfecha. Me besa suavemente los labios y se marcha.

***Cristina**, 29 años, fotógrafa*

Estoy con este hombre salvaje. Él hace de todo. Me besa por todo el cuerpo, mis pies, mi cuello, mis partes íntimas. Me da masajes en los hombros y en la espalda. Cuando realmente nos ponemos en serio, me hace sudar como un jugador de fútbol. Las gotas de sudor resbalan por mi espalda y él me besa y me lame de arriba a abajo. Tengo un orgasmo tras otro, es como si obtuviese energía de algún lugar de mi cuerpo que hasta ahora desconocía.

Mi pelo es liso, pero cuando todo esto se ha acabado mis cabellos están completamente rizados.

Anónimo

Estoy en un autobús de dos pisos y me encuentro sola con un tipo guapísimo en el primer piso. De repente viene hacia mí y me viola en mi asiento antes de descender en la siguiente parada. Mientras trato de recobrar el aliento me doy cuenta que ni siquiera sé su nombre.

Annette, *27 años, socorrista.*

Siempre he tenido una predilección especial por la sauna. El calor y el vapor no sólo me hacen sudar, sino que también me provocan mis deseos más primitivos. Me imagino que estoy en un hotel, justo después de las 9 de la noche. Decido ir a tomar una sauna antes de que cierren. Pongo la toalla sobre el banco y echo un poco de agua sobre las piedras para que el vapor fluya sobre mí. Me siento en el banco disfrutando del calor.

Justo en el momento que deslizo una mano entre mis muslos, se abre la puerta. Es un hombre apuesto de unos treinta años. Se sienta muy cerca de mí. Se gira hacia mí y me dice que le gusta mi bañador, alarga la mano y me toca uno de mis pezones. Lanzo un grito ahogado por el contacto y retrocedo ligeramente. Siento un deseo intenso cuando me toca. Me inclino hacia delante y toco con delicadeza el bulto que ahora está presionando con fuerza el traje de baño.

Nos besamos intensamente. Él me baja los tirantes del bañador, y me lo va quitando hacia abajo. Me separa las piernas, deslizando las manos hacia el interior de mis muslos, hasta mi hambrienta vagina. Me separa los labios con los dedos, se inclina y me pasa la lengua por el clítoris. Empiezo a tener un orgasmo casi en el mismo instante. Él sigue lamiendo furiosamente, y noto que voy a tener otro orgasmo. Cuando estoy al límite, levanta la cabeza y me sonríe.

Nos intercambiamos el sitio, y yo estiro las manos hasta su pene. Paso los dedos suavemente desde la punta hacia abajo y le repaso las pelotas y todo su sexo con delicadeza. Abro mi boca, le cubro la punta del pene y le paso la boca arriba y abajo del miembro. Dejo que su verga se relaje por un momento y aprieto sus bolas en mi boca, una de cada vez. Ahora él sacude con fuerza. Le digo que baje del banco. Los dos estamos sobre el suelo. Me inclino hacia delante, poniendo mis manos en el banco superior, dándole la espalda.

Se levanta detrás de mí y puedo sentir su cuerpo presionando el mío. «¡Fóllame, fóllame!» grito, girando la cabeza para verle. Su verga endurecida presiona mis nalgas. Baja sus manos y me abre para él mientras desliza su pene en mi húmeda vagina. Lanzo un grito ahogado cuando lo noto. Empiezo a caer, pero sus fuertes manos me cogen. Noto que sus manos se deslizan por mi cuerpo bajo mis pechos. Sus dedos se mueven alrededor y empiezan a frotar mis pezones lentamente. Entonces empieza a moverse en mi interior, una y otra vez con la fuerza suficiente para empujarme a cada golpe. Deslizo una mano entre mis muslos y empiezo a tocarme el clítoris.

El calor de la sauna y de nuestros cuerpos me está haciendo desfallecer. Siento que está a punto de correrse y sé que está llegando al orgasmo. Grito «¡más rápido, más rápido!». De repente se retira y empieza a correrse sobre mi trasero. Me gira hacia él y el resto cae en mi estómago. Cuando se inclina para besar mis pechos, oímos que alguien entra. Rápidamente cogemos las toallas y nos las echamos por encima de nuestros cuerpos. Un hombre del personal de servicio del hotel abre la puerta y nos dice que la sauna va a cerrarse enseguida. Nos apresuramos a ponernos los trajes de baño y nos despedimos. Al volver a la habitación me doy cuenta de que ni siquiera se cómo se llama.

***Janet**, 28 años, directora de relaciones públicas*

Nunca me he tirado a alguien simplemente porque estuviese caliente, pero en mis fantasías siempre lo hago. Generalmente el hombre es un extraño que acabo de conocer en una fiesta o en una discoteca. Él se queda tan impresionado por mi belleza que quiere hacerme suya allí mismo, así que nos despistamos en una habitación vacía o en el cuarto de baño. Con frecuencia ni siquiera nos desnudamos, yo simplemente me bajo las medias y él se baja la cremallera. Lo principal es hacerlo lo más pronto posible. Cuando tengo esta fantasía, puedo llegar al orgasmo muy rápidamente, a veces en unos pocos segundos. Cuando sé que voy a hacer el amor con mi novio, con frecuencia utilizo este sistema para excitarme y ponerme a tono.

***Tina**, 31 años, ama de casa*

Me imagino que soy una dependienta atendiendo la caja registradora, mientras un hombre que no puedo ver se esconde debajo del mostrador y frota mis genitales. Yo no controlo mi sexo, sólo dejo que mi cuerpo esté disponible y disfrute de las sensaciones.

Dorothy

Estamos sentados en un restaurante muy concurrido. Tú en tu mesa, yo en la mía. Mis ojos vagan perezosamente por la habitación, percibiendo las imágenes, los sonidos y los olores de mi alrededor. El aroma a tomate fresco y a especias llena el aire, y respiro profundamente y cierro los ojos. Hay música romántica de fondo y los delicados tonos acarician mis oídos. El ritmo del tambor hace que mi corazón lata al mismo ritmo y vuelvo a abrir los ojos.

Esta vez te veo a ti, sentado en un extremo de la habitación. Con una copa de vino en la mano y lamiéndote los labios metódicamente, tratando de hacer desaparecer cualquier señal de la salsa picante y muy condimentada de los bordes de tu bigote. Tienes los ojos claros y la luz del candelabro sobre tu cabeza hace que éstos centelleen y brillen. También distingo un poco de malicia y mis labios se curvan en una pequeña sonrisa de aprobación. Observo que tus ojos descienden lentamente hasta la curva de mis pechos y siguen descendiendo en busca del misterio de lo que se encuentra tras el mantel delante de mí.

Cambio mi posición en la silla y balanceo mis piernas hacia un lado, las cruzo dejando al descubierto un poco de mis blancos muslos. Tú sonríes y das un gran suspiro que hace elevar ligeramente tus hombros. Siento un escalofrío por todo mi cuerpo y me pregunto cuál será tu próximo paso.

No puedo creerme que esté flirteando a través de una habitación repleta con una persona totalmente desconocida. Bebo el último sorbo de vino y estoy a punto de levantarme cuando un camarero me pregunta si me importaría unirme a aquel caballero en un reservado para tomar el postre, tú invitas. Él te hace una señal y veo que te levantas poco a poco. Eres alto y delgado y tienes una sonrisa muy prometedora en tu rostro. ¿Cómo podría decir que no?

Mi corazón late con fuerza mientras camino hacia donde te diriges detrás del camarero. Desapareces tras una mampara de cristal y, justo cuando rodeamos la esquina, veo que desapareces por una puerta doble, tallada con ornamentos de intrincados diseños de hojas y espirales. A medida que me acerco a la habitación siento el aroma a canela. Tú estás sentado en una pequeña habitación privada llena de velas perfumadas. En la mesa delante de ti hay dos copas de vino blanco y una fuente de fresas bañadas de chocolate y nata recién batida. Me deslizo al asiento de tu lado mientras el camarero cierra la puerta; nos dice que llamemos si necesitamos alguna cosa. Se inclina levemente al cerrar la puerta tras él, y nos deja a la tenue luz de las velas.

Me giro para verte y tú coges tu copa y la levantas delicadamente en mi dirección diciendo, «Por la preciosa dama y para conocerla mejor». Sonrío y cojo mi copa, tomando un sorbo largo y lento. El vino cubre mis labios y tú contemplas cómo mi lengua rodea su delicada forma rosada, cuidando de no perder ni una gota.

Con un impulso te inclinas rápidamente hacia delante y pones tu boca sobre la mía, y nos besamos apasionadamente con intensidad por primera vez. El beso dura mucho rato y ambos nos sorprendemos de lo cómodos que nos sentimos, como si ya lo hubiéramos hecho muchas veces antes y, sin embargo, nos acabamos de conocer.

Dejas tu copa y luego coges la mía, dejándola sobre la mesa delante de mí. Retiras tu silla hacia atrás y giras la mía para darte la cara. Tus ojos buscan los míos y deslizas tus dedos por mi sedoso cabello, atrayendo mi boca a la tuya. Nos besamos con urgencia y descubro que me estoy levantando de mi silla y me deslizo hacia tu regazo, sentándome sobre tus piernas. Tu mano se acerca rápidamente a mi muslo mientras acaricias aquel cálido lugar entre mis piernas, haciéndome suspirar y gemir con el tacto de tus dedos expertos. Mis dedos han encontrado tus pezones a través de la camisa y los froto con suavidad y los hago rodar con la punta de mis dedos. Mi lengua se desliza con rapidez en tu boca y juega con la tuya.

Percibo el hambre en tu beso, y comienzo a desabrocharme la blusa poco a poco, dejando al descubierto mis pechos firmes y suaves para tus labios expectantes. Besas las curvas de mis delicadas tetas mientras tu lengua se dirige al extremo de mi sujetador de encaje, en busca de los tiernos pezones. Retiras el encaje con la punta de los dedos liberando mi rosado pezón mientras lo chupas en el fondo de tu boca, dando vueltas con la punta de la lengua alrededor de la carne erecta. Yo echo la cabeza hacia atrás y gimo suavemente, con miedo de que alguien pueda oírnos. Tus dedos resiguen el contorno de mis medias mientras mis manos van descendiendo por tus botones, y te desabrocho la camisa para dejar al descubierto tu pecho musculoso.

Mis manos continúan descendiendo y poco a poco te bajo la cremallera para liberarte de la presión que tienes ahí. Tu miembro endurecido empuja contra la tela de tus calzoncillos, yo deslizo mis dedos al interior y lo saco delicadamente. Mis dedos lo recorren y dejo salir un profundo suspiro cuando noto su longitud y siento tu firme y jugosa punta con el pulgar. Mi lengua saborea la punta de la tuya, mientras las yemas de mis dedos rodean la delicada cabeza, apretando cada vez más la carne jugosa. Siento que te agitas y lates con cada golpe y sé que imaginas que te lo está haciendo mi lengua.

De repente y sin avisar me metes dos dedos hasta el fondo. Lanzo un grito ahogado y luego pronuncio un ruido susurrante de satisfacción igual que un gato al desperezarse. Tus dedos entran y salen rítmicamente, mientras tu pulgar da vueltas alrededor de mi sensible clítoris erecto y lo excita. Mis dedos siguen trabajando tu punta cuando cojo firmemente tu miembro con la otra mano y empiezo a tocarlo arriba y abajo, lentamente.

Nos miramos a los ojos e intercambiamos una sonrisa. Entonces mis ojos descienden a tu miembro erecto y gimo de placer cuando lo veo en mi mano. Mi lengua se estira para humedecer mis labios ansiosos. «Mmmm, quiero probarlo», digo en un tono muy sensual y tú suspiras suavemente sólo de pensarlo.

Con cuidado me libero de tus manipulaciones y me arrodillo entre tus piernas, tu verga endurecida sigue en mis manos. Dejo lo que te estoy haciendo y solamente sostengo sin apretar tu miembro en la mano. Luego te miro profundamente a los ojos y veo que se dilatan cuando trato de chupar suavemente la cabeza chorreante. Dejo que estalle fuera de mi boca y te hago cosquillas con la punta de la lengua unas cuantas veces antes de volverla a chupar y dejar que tu punta se deslice por mi paladar hasta el fondo de mi garganta. Te echas para atrás en la silla y de ti surge un largo y profundo gemido.

El camarero llama a la puerta y pregunta en voz baja si todo está a tu gusto. Tú respondes con un «Sí» y pides que no nos molesten. El camarero accede a tu solicitud y tú vuelves a dirigir la atención al rítmico movimiento de mi sedoso cabello rojizo en tu regazo. Me tocas la cabeza y los hombros y la espalda arqueada, retorciéndote en tu silla. Mi boca se siente tan bien sobre ti, que tu mente está a muchas millas de distancia, y yo estoy contigo en un agradable y romántico lugar muy alejado del resto del mundo.

Gimes con delicadeza y suspiras profundamente mientras trabajo sobre tu carne sensible, y pronto sientes que la presión aumenta en tu ingle y notas que estás a punto de explotar. Te chupo por última vez profundamente y siento que tu descarga cremosa me llena la boca. «Mmmm»... tan dulce y suave, como un batido de leche caliente. Espero a que te salga hasta la última gota y tu miembro, endurecido hasta entonces, se vuelve flácido y suave. Te lo chupo con cuidado y después me levanto para inclinarme sobre ti y besarte cariñosamente.

Tú te levantas en busca de mi boca y presionas mi cuerpo dentro de ti. Tu boca desciende por mi cuello y por mis pechos y me colocas con cuidado sobre la mesa fuerte y sólida. Estiras la mano y me sacas las medias y luego pones mis piernas sobre tus hombros. Mi espalda se arquea anticipadamente y te paras un momento para coger una de las fresas. La sostienes en mis labios y muerdo un trozo. La hundes en la nata batida y exprimes el jugo con las puntas de los dedos dejándola gotear sobre los labios recién depilados de mi sexo maduro y jugoso.

Siento las frías gotas al tocarme la piel y desaparecer en mis pliegues rosados. Me miras con una sonrisa diabólica y dices, «Oh, lo siento. Deja que te lo limpie», y observo cómo pasas la lengua por mi hendidura y tratas de entrar en busca de los jugos que allí se esconden. Lames y chupas mi delicada piel del coño y me haces suspirar para que tu lengua se meta más. Mis caderas empiezan a girar al ritmo de la débil música y gimo suavemente con cada delicado golpe.

Te deslizas por la longitud de mi hendidura hasta el sensible clítoris, y juegas con él ligeramente cada vez que pasas, enloqueciéndome cada vez más de placer. «¡Mmmmmmm...

uhhhhhhh... oooooooouuuuu..! Esto suena asquerosamente bien. Me has estropeado para cualquier otro hombre. Dios, sí que eres bueno».

Levantas la cabeza, sonríes y de nuevo sigues buscando todos los puntos sensibles y los descubres uno por uno. Me llevas al límite una y otra vez, retrocediendo justo antes del orgasmo y volviendo a comenzar. Empiezas el largo y lento ascenso y entonces justo antes de estar a punto de alcanzar el pico te deslizas fuera y dentro de mí con tu miembro endurecido como una roca. Siento cada centímetro tuyo mientras entras y mi cuerpo se estremece cuando noto que estás a punto de llegar al orgasmo.

Al principio te mueves rápidamente y, luego, disminuyes la velocidad para sentir que mis músculos laten a tu alrededor. Me siento y te cojo con las manos el culo ardiente y carnoso empujándote más al fondo de mí y explotamos a la vez. Estremeciéndonos de puro éxtasis por la sensación que recorre nuestros cuerpos. Nos mantenemos el uno junto al otro, yo pongo mi cabeza sobre tu pecho mientras percibo tu aroma masculino. Hueles tan deliciosamente que quiero devorarte entero otra vez.

Finalmente me coges el pecho y lo vuelves a meter en el encaje de mi sujetador y empiezas a abrocharme los botones de la blusa. Yo te miro interrogativamente a los ojos y me dices: «Creo que deberíamos continuar esto después del café, en mi casa». Sonrío mucho y te inclinas para darme un beso en la boca, entonces me pones una fresa en mis labios y frotas el jugo. Tu lengua lo lame delicadamente por mí y yo abro la boca y muerdo un trozo jugoso.

Me observas mientras mastico lentamente la fresa madura, lamiéndome los labios de vez en cuando. Cuando has terminado de abrocharte el último botón de la camisa arrugada, me dices, «date prisa, quiero esos labios otra vez sobre mí. Se me está poniendo dura solo de pensarlo». Extiendo mi mano y toco tu miembro endurecido a través de los pantalones y susurro con una voz muy provocativa, «paciencia, querido, esta noche me propongo hacer realidad todos tus sueños».

Me coges de la mano y salimos del que ahora es mi restaurante preferido.

Margaret*, 28 años, profesora*

Tuve una infancia muy conservadora. Mis padres pensaban que sería virgen hasta que me casara (¡ja!). Su actitud me hacía sentir culpable cuando me masturbaba e, incluso, cuando tenía fantasías sexuales. Hace muy poco tiempo que he llegado a confesar a mi amante que alguna vez me había masturbado (no sabe que aún lo sigo haciendo a veces). Generalmente siempre pienso en lo mismo cuando me masturbo:

Estoy sola en una habitación. Entonces unos brazos me rodean. Su olor me invade. Su calor me toca de una manera que no había sentido en mucho tiempo. Mi corazón late en mi pecho de forma descontrolada. Casi respiro a intervalos irregulares. Él me coge por los hombros y me da la vuelta, estrechándome hacia su cuerpo. Se me interrumpe la respiración cuando su boca y su lengua encuentran la mía, examinándola e investigándola. Sus manos descienden por mi espalda poco a poco hasta llegar al culo y él separa las nalgas e introduce la mano entre la tela húmeda. Su erección me presiona el vientre con mucha fuerza y obviamente está tan excitado como yo.

Desliza las manos alrededor de mi vientre e inclina la barbilla sobre mi espalda. Dejo que mis manos encuentren las suyas y nuestros dedos se entrelazan. Me gusta sentirle de esta manera, apretado a mí de ese modo. Es agradable y cálido y dulce y sensual y... todas las cosas. Más que nada es maravilloso. Sencillamente maravilloso. Exhalo un suspiro y cierro los ojos, tratando de guardar para siempre esta experiencia tan sensual.

Sus manos se deslizan por mis caderas y descansan sobre las nalgas y yo dejo que mis manos reposen sobre su pecho, sintiendo su cabello y sus músculos bajo las yemas de mis dedos que le provocan delicadamente. Durante unos minutos muy dichosos sólo exploro su pecho, estómago y pezones, a veces rastreando con los dedos, otras veces enroscándolos alrededor y, otras veces dando un masaje.

Él está empezando a mover las caderas contra mí en un movimiento casi imperceptible. Le beso el esternón, luego dirijo la atención al duro pezón de la derecha, lamiendo y chupando delicadamente. Su miembro aún se endurece más contra mí, y mi cuerpo reacciona con unas tetas más duras y un coño más mojado. Cambio mi boca al pezón de la izquierda y un gemido largo y suave se escapa de su garganta, casi pasando por su boca. Solamente se oye nuestra respiración agitada y nuestros gemidos ocasionales.

Sigo acariciando y besando su pecho y sus pezones, luego asciendo hasta su cuello. Lamo su nuez con toda la amplitud de la lengua, haciendo que emita sonidos más dulces y salvajes. Le mordisqueo y le chupo y, de pronto, sus caderas empiezan a dar sacudidas debajo de mí. Se introduce en mi interior y me toca el clítoris con la mano. Sus sacudidas son lentas y suaves, casi de forma enloquecedora, mientras que sus empujones son rápidos y profundos. Esta combinación me lleva al orgasmo y mientras mi clítoris se sacude, él también llega. Siento que su cálido líquido fluye en mi interior y por mis piernas y, cuando él se retira, los dos estamos sin respiración y sin habla.

***Lucy**, 28 años, fisioterapeuta*

A veces me imagino todo el proceso de ayudar a un hombre a desnudarse hasta el orgasmo final. Tengo mucha imaginación y puedo sentir manos que me acarician, una lengua en mi clítoris, etc.

En una de mis fantasías preferidas, estoy atrapada en una casa en llamas cuando aparece un bombero que está muy bueno. Es tranquilo, controla la situación y es muy guapo. Me arrastra hacia fuera por los pies y me saca de la casa. Cuando nos encontramos a salvo le obsequio con sexo oral en agradecimiento por salvarme. Después hacemos el amor apasionadamente.

***Natalie**, 29 años, ejecutiva de relaciones públicas*

Esta fantasía se basa en un ligue que tuve realmente. Estoy volando desde Miami, Florida, a Londres y me encuentro en el pasillo hablando con algunos pasajeros cuando siento esta mano sobre mi espalda y oigo esta voz divertida que dice, «Cariño, no te muevas». Miro alrededor para ver a este auxiliar de vuelo increíblemente atractivo que empuja un carrito. Nos pasamos todo el vuelo charlando y me invita a comer al hotel en el que hace escala. Después del vuelo de nueve horas me voy a casa corriendo, me pongo mi vestido más atractivo y voy a su hotel. La comida espera mientras disfruto de la relación sexual más dulce y alucinante de mi vida.

***Jenny**, 30 años, artista gráfica*

El otro día por la noche, cuando regresaba en coche a casa quedé atascada a causa del tráfico, deslicé la mano debajo de la falda, dejando volar mis pensamientos... Miro a los otros conductores y me pregunto qué es lo que está pasando por sus mentes... ¿Están pensando en cosas aburridas, como por ejemplo, lo que van a cenar, sobre el trabajo del día siguiente, sobre las facturas que han de pagar? ¿O hay alguna otra persona que esté deslizando la mano sobre la erección que aprieta bajo su pantalón? Veo un hombre bastante atractivo en el coche de al lado y lo hago entrar en mi fantasía. Le llamo por mi teléfono móvil, de alguna manera sé el número que he de marcar.

Cuando me responde, le susurro: «eres tan sensual... quiero ver cómo disfrutas tú solo». Por un momento parece sorprendido y, luego sonríe, su mano se mueve lentamente por su fuerte erección, tocándose con los dedos suavemente. Cierra ligeramente los ojos y sus labios se separan al inspirar y espirar. Su mano corretea por debajo de la camisa, los dedos tocan delicadamente el estómago, el pecho, una tetilla. Sus manos desabrochan el cinturón, necesita dejar libre su erección. Puedo ver la cabeza de color rojo violeta de su pene empujando hacia arriba. Se lleva los dedos a la boca, los humedece, luego sujeta con fuerza el miembro. Mientras sus manos se deslizan poco a poco por ahí, mis dedos aprietan bajo las medias, deslizándose hacia donde estoy húmeda. El tráfico empieza a andar, así que acabo rápidamente. Cuando el coche del hombre atractivo pasa a mi lado, él me sonríe. Tal vez hemos disfrutado de una fantasía los dos a la vez...

Anónimo

Soy una ejecutiva en una empresa de importación/exportación. Anteriormente las únicas mujeres de la empresa eran las secretarias. Pero entonces llegué yo con un excelente expediente académico y, por esa razón (y el hecho de que soy muy agresiva y competitiva), ahora me encuentro casi en la cúpula de la organización. En realidad, (y esto tiene mucho que ver con la historia) tengo un despacho privado y una secretaria, Julie. Ella ordena mis cosas y me lleva los asuntos administrativos.

Suelo leer un periódico local que, entre otras muchas cosas, tiene una serie de anuncios clasificados muy divertidos. Algunos son de los que casi siempre puedes encontrar en casi todos los diarios. Pero éste tiene anuncios relativos al sexo en apartados como *Hombres buscan Mujeres*, y *Mujeres buscan Mujeres*. Hay otros apartados que suelen ser un poco más atrevidos como *Parejas*, *Transexuales*, o *Cualquier Cosa Sirve*. Con frecuencia leo estos anuncios personales y con muchos de ellos me siento estimulada, ya que algunos pueden llegar a ser muy eróticos y se centran en comportamientos muy pervertidos. Nunca había tomado parte en ellos, hasta que un día leí el siguiente anuncio en *Cualquier Cosa Sirve*:

«¿Eres una mujer con sentido de la aventura, atrevida y con un despacho privado? Este atractivo Macho Blanco te ofrecerá placer oral mientras atiendes tus llamadas».

Realmente me excitó. El pensamiento de que un tipo se me ponga debajo mientras atiendo las llamadas telefónicas me estimuló y se convirtió en mi fantasía predilecta para masturbarme. Leía la página muy gastada siempre que quería una carga sexual.

En mi imaginación había contactado con el número del apartado de correos y el anunciante me había llamado. Suena un tipo agradable y con toda naturalidad me dice que realmente le gusta realizar el sexo oral a las mujeres, que lo hace muy bien y que el ambiente de un despacho le excita. Dice que eso sería divertido y excitante para los dos. El próximo miércoles a las dos de la tarde se presentará como el «Sr. Brown» con algún pretexto. A mí me parece que podría estar cometiendo alguna arriesgada estupidez, pero estoy tan excitada con eso que me siento obligada a concertar la cita.

Mientras me visto el miércoles por la mañana, me pregunto qué ponerme para que me laman y chupen el coño. Me pongo un liguero de encaje negro y unas medias negras muy bonitas, muy sensuales. Después me pongo mis mejores bragas negras que podrían sacarse, dejando el liguero y las medias en su lugar.

Podría parecer una locura el vestirme para este tipo de situación, pero estoy en tal estado de excitación sexual como nunca me había sentido. A medida que el reloj se acerca a las dos me pongo nerviosa, pero por suerte las usuales llamadas telefónicas y el papeleo me mantienen alejada de la aventura que se me avecina. El señor Brown llega cinco minutos antes de la hora concertada. Mi secretaria me anuncia su llegada y le digo que le haga pasar. Es un hombre de unos treinta y tantos años, lleva un traje de ejecutivo, es muy apuesto. Charlamos brevemente durante unos minutos y después me dice que ha venido a comerme mi conejito y que deberíamos empezar. Yo asiento ligeramente. Me recuerda que le excita que yo siga recibiendo conversaciones de negocios mientras él me da placer. Dice que me siente de lado y, después, se arrodilla delante de mí. Me pide que simplemente me incline hacia atrás y disfrute, que mientras tanto, él ya se cuidaría de darme lo que deseo. Me hace levantar la falda y después los dos bajamos mis bragas hasta debajo de las rodillas. Entonces me inclino hacia atrás y disfruto mientras un experto me ofrece la mejor experiencia sexual que he tenido nunca.

Algunos hombres realizan el sexo oral a una mujer de mala gana, sólo para satisfacer a su pareja, pero él no: él disfruta realmente con el olor y el sabor de un coño. Mi conejito ya está húmedo y él le pasa la lengua, lamiendo con suavidad hasta llegar al clítoris. Cuando estoy excitada tengo un clítoris grande que sobresale. Me lleva hasta casi el orgasmo utilizando su hábil lengua sobre mi capullo. Después me lleva hasta el límite chupándomelo, primero con suavidad y progresivamente con más fuerza y con más rapidez. Llego con una explosión que me hace estremecer todo el cuerpo. ¡Precisamente entonces suena el teléfono!

Es un sentimiento indescriptible, respirando fuerte y con ganas de gemir y tener que hablar por teléfono con un cliente al mismo tiempo. Pero también es muy excitante, el que alguien me preste servicio a mi conejito mientras que el cliente no tiene ni idea de lo que está sucediendo. Y, desde luego, está el temor de hacer algo tan prohibido y conseguir que no lo noten. Estoy segura que el que llama cree que estoy muy distraída debido a cualquier razón corriente, pero no puede imaginarse lo que está pasando en realidad.

Tengo otros dos orgasmos durante el resto de nuestra cita. El señor Brown sigue chupando mis jugos. Durante esta sesión hay otra llamada del presidente de la empresa. Me las arreglo para atender esta llamada, pero él también tiene que notar lo que parece una cierta distracción por mi parte.

Treinta minutos después de la llegada de mi invitado, me ha lamido y chupado como nunca habían hecho en toda mi vida y mi conejito está empapado. Me lo seco con unos pañuelos de papel y me subo las bragas. Después me dejo bajar la falda y vuelvo a ser la ejecutiva de empresa. El señor Brown me dice que ha satisfecho sus necesidades y me pregunta cómo me siento. Sinceramente le respondo que ha estado magnífico. Acordamos que me visitará otra vez la semana siguiente, y llamo a Julie para que apunte de nuevo al Sr. Brown para una cita de media hora la semana siguiente.

***Paula**, 31 años, agente de bolsa*

Últimamente mis fantasías suelen referirse a este tipo que he conocido en el trabajo. Tiene casi cincuenta años, es muy alto y le encuentro sumamente atractivo. Sueño que finalmente estamos juntos los dos solos, nuestros ojos se encuentran y nos besamos apasionadamente. Él dice que está loco por mí, cree que soy muy bella y hacemos el amor de manera fantástica, como en las relaciones prematrimoniales, largas e increíblemente excitantes e interminables y llenas de orgasmos.

***Wendy**, 35 años, dentista*

Mi amiga Jane me ha pedido que le cuide y le vigile al gato mientras ella y su familia están de viaje. Estoy en la sala de lectura cuando llaman a la puerta. El hombre de la puerta está empapado de sudor y jadea ligeramente, obviamente ha estado corriendo. Mi corazón se sobresalta porque tiene un aspecto muy atractivo, con sus pequeños pantalones cortos y su camiseta empapada de sudor. Tiene unas piernas musculosas pero rollizas.

Noto el bulto de sus pantalones y se da cuenta que le estoy mirando. Cuando le miro a los ojos me pregunta, «¿Está Jane en casa?»

Cuando le digo que toda la familia se ha ido, me pregunta, «¿Me dejas entrar a beber un poco de agua?» Me aparto y entra y se dirige directamente a la cocina. Es obvio que conoce la casa. De pronto me doy cuenta que éste debe ser el amante de Jane.

Le sigo. Él se gira y antes de que yo pueda decir ni una palabra, me abraza y mis pechos se aplastan contra él.

Jadeo de placer. Su lengua se desliza por dentro y alrededor de mi boca. Sus manos acarician en primer lugar mis costados, después mis nalgas, luego ascienden hasta encontrar mis dispuestos pechos. Los masajea y los sacude, mientras su lengua se dirige a mi cuello, donde empieza a morderme ligeramente. Dejo caer la cabeza hacia atrás y suspiro, mi mano acariciando sus nalgas y deslizándose debajo del pantalón corto para descubrir su suave piel desnuda. Mis dedos le examinan el culo y lo acarician con detenimiento. Él responde con un gemido.

Me sube la camiseta lo suficiente para poner su boca sobre mis pechos y empieza a chuparme las tetas muy fuerte y apasionadamente. En realidad llego al orgasmo, todo es tan intenso... «Tus pechos son más grandes que los de Jane», susurra.

Siento calor en el fondo de mi vientre y siento su sexo como nunca lo había sentido con anterioridad. Ya estoy jadeando y sudando cuando me coge de la mano y me lleva al piso de arriba. De nuevo parece que se conoce el camino.

Cuando entramos en la habitación nos desnudamos en unos segundos. Me acaricia todo el cuerpo y luego me introduce un dedo. «Mmmm, también es más jugoso que el de Jane», dice. «Ahora veamos si eres más estrecha». Se sube sobre mí y los dos explotamos a la vez.

Anónimo

Esta es una fantasía sobre una oportunidad perdida en mis recientes vacaciones a Creta. El hotel en el que me hospedaba estaba lejos de casi todas partes, por eso, muchas noches mis amigas y yo merodeábamos por la discoteca del hotel. Había un espectáculo nocturno. Inmediatamente me llamó la atención uno de los bailarines.

No era muy alto, pero tenía un cuerpo hermoso. Cuando finalizó el espectáculo, la música siguió sonando para quienes quisieran bailar. Me dirigí hacia «mi bailarín» y le pregunté si quería bailar. Tenía los ojos oscuros y un acento muy sensual y se sonrió mientras me cogía en sus brazos.

La canción que sonaba tenía un ritmo lento y él me atrajo hacia sí. Yo podía sentir el calor de su cuerpo a medida que nos movíamos juntos. La canción terminó y yo me disponía a regresar a mi asiento.

—Quédate, —me susurró .

No lo hice, pero ahora me arrepiento de no haberlo hecho.

Me imagino que pasamos el resto de la noche bailando. Cuando se para la música durante la noche, nosotros seguimos bailando a nuestro propio ritmo interior. Spiros, así se llamaba, me coge en sus brazos, al principio besándome suavemente, luego cada vez un poco más fuerte. Nuestros cuerpos se aprietan el uno contra el otro. Su boca me va resiguiendo la cara y el cuello, su calor hace salir gemidos de la mía. Me saca el vestido por la cabeza, dejándome allí de pie en bragas.

Su boca desciende hasta mis pechos, lamiéndolos. Sus manos me acarician los pechos, cogiéndolos en sus manos mientras su lengua golpea suavemente mis pezones. Mis rodillas se sienten flaquear a medida que la lengua va descendiendo por mi cuerpo. Me hace sentar en una silla, se arrodilla entre mis piernas y me saca las bragas con facilidad.

Sus dedos golpean mi cuerpo, y se introducen lentamente al fondo de mi conejito. Los mete y los saca haciéndome enloquecer. Su lengua se une para hacerme gozar, mientras va dando vueltas a mi clítoris, provocándome gritos de placer cuando me llega el orgasmo.

Empiezo a agarrarle la ropa, desgarrándosela de su cuerpo musculoso. Cuando llego a su pene endurecido, me inclino hacia delante y me llevo el miembro a la boca, sintiendo cómo late. Mis manos se deslizan por el miembro endurecido, acercándolo más a mí, sintiendo que su erección me llena la boca.

Chilla en su idioma. Nos dejamos caer al suelo y noto que me penetra hasta el fondo. Mis piernas y mis manos le agarran con fuerza mientras nos abrazamos apasionadamente. Llegamos al orgasmo los dos juntos gritando a la vez.

Nos pasamos las dos semanas siguientes de mis vacaciones bailando y haciendo el amor todas las noches. Cuando cojo el avión de vuelta a casa, sé que nunca más le volveré a ver, pero me ha ofrecido las vacaciones más satisfactorias hasta el momento.

***Mary**, 35 años, jefa de personal*

Estoy felizmente casada. Pero hacer el amor se ha convertido en algo aburrido después de diez años. He visitado una línea de conversación sexual. A veces soy una chica de quince años, a veces hago ver que soy un chico joven. Entrar en un terreno en el que puedo flirtear con alguien desconocido, que nunca voy a ver, permite una libertad sexual que me hace estremecer todo el cuerpo de deseo. Internet ha abierto nuevas puertas.

En esta fantasía con la que conecto, ya estoy ardiente y pegajosa antes de que en mi ordenador aparezca «has recibido un mensaje». Cliqueo en el correo y empieza a aparecer una fotografía en la pantalla. Primero veo los pies, luego las piernas, después ¡oh, Dios mío!, mi corazón late precipitadamente. Éste es muy guapo. Al mismo tiempo aparece una serie de preguntas en la pantalla: «¿Y bien? ¿Qué opinas? ¿Te gusto? ¿Quieres jugar? Si crees que el bulto de mis pantalones es falso, pues no lo es. Realmente tengo una gruesa verga de siete cm. ¿Quieres follar?»

Si él estuviese aquí probablemente lo haríamos en ese mismo momento, pero eso parece demasiado extraño. A continuación sigue escribiendo: «¿Qué llevas puesto? Tócate».

Ni siquiera conozco a esa persona. Y ella tampoco sabe mi nombre. Los nombres no parecen ser importantes. Me quedo allí sentada por un momento, decidiendo si quiero continuar o no. ¿Cómo podría saber si me estoy tocando? Reflexiono.

«Llevo un canesú azul celeste de *Victoria's Secret*», escribo, apretándome las tetas porque en definitiva siento una explosión en mi vagina. Sé que si me tocase estaría muy, muy mojada.

«¡Sí, la tengo muy dura, mi amor! En este momento tengo un pene enorme intentando saltar de mis calzoncillos a tu encuentro. Si estuviese contigo mi lengua te lamería los labios de tu hinchado conejito».

«Mmmmm», escribo. «Puedo sentir cómo me tocas».

«Mírame a los ojos. Mira la foto y céntrate en mis ojos verdes. Ahora voy descendiendo hacia tu torso, te beso el cuello, los pechos, no escribas, solamente escucha como rodeo tus pezones con la lengua, estás tan buena... Me estoy abriendo camino hacia tu vientre, hacia la zona del pubis, metiendo la nariz entre tus rizos, oliéndote, probándote, ¿te gusta? ¿Te gusta que un hombre se ponga de rodillas delante de ti?»

Casi no puedo respirar. Leo las palabras y mi respiración se acelera. Cómo sería sentir el calor y la fuerza de sus brazos.

Él continúa: «Mi lengua está sobre tus muslos. Te estoy resiguiendo los labios de tu sexo y te lamo el interior de tu hendidura. Pruebo tu punto sobresaliente, mordisqueándolo con delicadeza, a medida que empiezas a estremecerte y a lanzar gritos ahogados. Me gusta probar el líquido claro que segregas, ¡por Dios, estás tan rica!»

Durante un minuto no ocurre nada y mis manos se quedan paralizadas. Sé que debería contestar alguna cosa, pero no puedo. Solamente siento su lengua en mi clítoris. Noto que casi llego al orgasmo.

«Métete dos dedos. Métetelos muy al fondo», escribe. Siente qué mojada que estás. Nota cómo goteas en la palma de tu mano. ¡Frótate bien fuerte hasta que estés muy dura!».

Empiezo a introducir la mano por debajo de los pantalones tejanos con dos dedos, sigo sus órdenes. Estoy tan mojada. Nunca hasta ahora me he sentido tan húmeda con mi marido, eso me hace estremecer. Mi cuerpo se relaja cuando me dejo caer en la silla, llevada por el éxtasis del sexo, de la masturbación, disfrutando de cada roce, de cada sensación. En la pantalla leo: «Muy bien, baby. Sé que te estás tocando. Estás muy callada. Voy a hacerte regresar. Vas a venir a por mí, cariño, quiero que te aprietes el clítoris con los dedos. Apriétatelo con fuerza mientras frotas tus jugos en él, repetidamente, hasta que sientas que vas a explotar. Imagínate mi cabeza entre tus piernas con mi barbilla frotándote el clítoris. Imagínate que estoy lamiendo tus dulces jugos y sintiendo los estremecimientos de esa zona rosada. Sí, ven a por mí, quiero oírte gemir«.

Veo unas luces que estallan en mi cabeza y de pronto tengo un orgasmo tan violento que chillo. Todo mi cuerpo se sacude a medida que llego al orgasmo una y otra vez. Mis piernas flaquean y, finalmente, siento escalofríos por todo el cuerpo.

«Estoy temblando. Gracias». Escribo las palabras poco a poco, deliberadamente y, luego, apago el ordenador.

Capítulo 3

Relaciones con otra mujer

Introducción

Tanto si eres homosexual, heterosexual o las dos cosas, soñar con alguien del mismo sexo es natural y corriente. A veces una mujer se hace pasar por un hombre, a veces hacer el amor es un mano a mano y, a veces (ver las fantasías de *ménage a trois* del capítulo 6), hay alguien más.

Nada de esto tiene que ver con necesidades lesbianas reprimidas. Si eres heterosexual tus fantasías no te convierten en homosexual (y por el contrario, si eres homosexual, no significa que seas heterosexual si tienes fantasías sobre alguien del sexo contrario). Los estudios informan que la mayoría de las mujeres creen que les resulta sensual contemplar el cuerpo de otra mujer o acariciar mentalmente a otra mujer.

Las mujeres son mucho más propensas que los hombres a tener fantasías con alguien del mismo sexo. En el nivel más básico, el soñar con hacer el amor con otra mujer es especialmente distinto, algo que es totalmente nuevo sexualmente. A veces es un reflejo de que tu pareja sexual no te está proporcionando el tipo de relación sexual que más deseas, especialmente si la mujer de la fantasía es radicalmente diferente a él. En estos casos, la mujer de tus sueños es una extensión de ti misma, este es el modo en el que tú misma te harías el amor.

Quizá tu amante es rudo e impetuoso, mientras que tú estás deseando un amante que te toque delicadamente.

Este tipo de sueños también son una maravillosa expresión de la alegría y de la aceptación que tienes de tu propio cuerpo, de tu feminidad, de tu propia sexualidad, casi puedes decir que te estás abrazando a ti misma.

***Patti*, *26 años*,** *secretaria personal*

Recientemente, una noche después de beber muchas copas, mi amiga Catherine me admitió que nunca había tenido un orgasmo. Me quedé un poco sorprendida, ya que ella y su marido parecían la pareja perfecta. Pero desde que dijo eso, tengo un sueño en el que Catherine me encuentra masturbándome. Me susurra, «¿Puedo unirme a ti?» Yo le contesto estrechándola en mis brazos y besándola profundamente. Ella se resiste un poco, pero puedo asegurar que ya está un poco excitada. Siento su boca ardiente. Empiezo a frotarle suavemente el coño, mientras el pulgar busca el clítoris. Sé que he encontrado su punto ardiente cuando ella se tensa y gime. Empuja con fuerza mi mano, deseando más. Deslizo la cabeza entre sus piernas, empujando la lengua hacia su interior, saboreándola. Le separo bien las piernas con las manos, mientras mi lengua le lame el clítoris furiosamente. Noto que cada vez se excita más y más y, luego se corre contra mí, llorando. Al cabo de unos minutos empieza a acariciarme los pechos. Le digo que no se moleste, que he llegado cuando ella lo ha hecho. Luego le acaricio el clítoris un poco más, excitándola de tal manera que cuando llegue a casa junto a su marido, esté preparada para llegar al orgasmo.

Helen, 29 *años, masajista terapéutica*

Muchas veces pienso en el verano que pasé con mi prima Margaret. Criarme en la costa escocesa siempre fue una experiencia maravillosa para mí. El aire olía a pinos y la cercanía del mar proporcionaba un alivio de las cálidas temperaturas del verano que hacían parecer que las ropas se pegaban a la piel incluso después de bañarse.

Margaret y yo crecimos juntas y, aunque ella tenía tres años y medio más que yo, parecíamos hermanas. Lo compartíamos todo, incluso nuestros vestidos, hasta que ella empezó a convertirse en una mujer antes que yo. Era a últimos del verano, un día típicamente seco y caluroso. Decidí ir a la granja de Margaret a pasar el día con ella. Acababa de hacer catorce años la semana anterior y Margaret iba a hacer dieciocho en el otoño.

Aquel día llevaba un vestido suelto de cuadros blancos y rojos que me llegaba a las rodillas, recuerdo que era cómodo y fresco, y una cinta rosa que mi abuela me había puesto en el cabello. «Ahora no la pierdas... era de tu bisabuela», aún puedo oír que me decía.

Margaret tenía la costumbre... de cogerme la mano mientras caminábamos por los acantilados que parecía tan natural... entonces yo no lo sabía, pero ella estaba actuando sobre mí.

Finalmente terminamos en la cabaña, un edificio imponente, pues su padre era uno de los mejores granjeros de la zona. Cuando entramos al interior, la fría oscuridad nos envolvió.

Decidimos subir al altillo. El piso superior de la cabaña siempre es más cálido... pero el heno era fresco y olía muy dulce. Margaret subió primero la escalera y para cuando yo llegué arriba, ella estaba arrodillada a cuatro patas en la puerta del piso cubierto de heno. Estaba buscando a su hermano en los campos.

Su vestido se parecía mucho al mío, suelto y ligero. Recuerdo que contemplé su silueta bajo la delicada tela y anhelé el día que yo tuviera unas caderas como las de ella que pudieran sujetar mis tejanos.

Ella se giró y se dejó caer sobre el heno con una gran sonrisa en su rostro, era tan bello. Tenía una forma ovalada con unos ojos azules almendrados y el cabello dorado sobre sus hombros. Mi abuela siempre decía que las chicas de cabellos dorados florecen temprano, y así hizo Margaret. Yo me estiré a su lado, pensando en lo rápido que estaba pasando el verano y que Margaret pronto se iría a la universidad.

Ella debía de haber estado pensando lo mismo. Apoyándose en un codo, acercó su cara a la mía y me miró penetrantemente a los ojos. Nunca la había visto tan seria. En cierto modo hasta me preocupó.

—¿Me echarás de menos cuando me vaya? —susurró. Mi corazón ansiaba decirle cuánto la echaría de menos, pero no pude.

—¡Oh, sí! —fue todo lo que conseguí decir.

Nos quedamos allí estiradas contemplando las vigas del techo.

Me desabroché los dos botones de arriba del vestido. No llevaba sujetador, todavía no lo necesitaba, y dejé que pasara el aire por mis pequeños pechos, produciendo un poco de frescor por un momento. Margaret se inclinó sobre mi, pero el cabello le cayó por la cara sobre mis pechos, así que no podía ver lo que estaba haciendo. Sentí que sus labios me tocaban mis pechos y me lamían las gotas de sudor. Eso me hizo estremecer.

Levantó la cabeza y se retiró el cabello dorado de la cara para dejar ver una mirada extraña. Tenía los ojos vidriosos y volvía a sonreír de aquella manera. El momento se alargó como si el tiempo se hubiese detenido, pero los siguientes minutos se grabaron en mi mente como si hubieran pasado ayer.

Margaret pasó la mano sobre mis muslos por debajo de mi vestido. Me subió el vestido por encima de las caderas para dejar al descubierto mis bragas de algodón. Yo estaba avergonzada y muerta de risa a la vez. Margaret pasó los dedos por debajo de la goma elástica sobre los muslos y retiró el tejido. Inclinándose, puso sus labios sobre la carne próxima a mi pubis y me volvió a besar. Eso me envió otro calambre eléctrico a través de mí que casi me hizo sacudir. Pero antes de que pudiese protestar, bajó la cabeza y me estaba besando un punto muy sensible en el interior de la rodilla. Una niña de catorce años no tiene maneras de saber que hay puntos como ése en su cuerpo joven y fue impresionante. A medida que seguía hacia arriba por la cara interior de mi muslo, empecé a sentir la textura rugosa de su lengua que se arrastraba por el delicado tejido del muslo.

Sin ni siquiera percibir que lo hacía, me había sacado las bragas y me estaba levantando las piernas para arquearlas y tener un acceso más cómodo a mi hendidura. Me volvió a sonreír, luego bajó la cabeza hasta el clítoris... la impresión de su lengua tocándome allí... debí de haber dejado escapar algún chillido, porque ella me hizo callar delicadamente y volvió a su placer.

Yo estaba empezando a sentir los estremecimientos de mi primer orgasmo. Fue como un trueno y me cubrió como una gran ola. El tiempo se detuvo. Cuando volví en mí, fui consciente de un soplido, como escuchar las conchas de mar con ambos oídos. Poco a poco, la cabaña reapareió a la vista.

Margaret había reposado su cabeza sobre mis hombros, besándome suavemente y peinándome el cabello. Mi corazón latía tan fuerte que creí que toda la gente del pueblo podía oírlo. Miré por encima a Margaret. Su cara brillaba alrededor de la boca por mi humedad y se estaba lamiendo el labio superior.

Mi mente volaba hacia un millón de direcciones distintas. ¿De verdad le gustaba mi sabor? Antes de que pudiera preguntárselo me atrajo hacia ella. Rodamos las dos juntas y me encontré dudando sobre su ingle. Le bajé las bragas y me quedé sorprendida al ver que tenía el pubis depilado... sin un solo pelo. Y el olor, limpio y dulce pero con un olor a tierra que se mezclaba con los olores de los animales de la cabaña y el dulce olor a heno.

Descendí hasta su hendidura sin vergüenza y probé la humedad de su cuerpo. Descubrí que era como lamer la miel de una cuchara. Nunca olvidaré aquel primer sabor mientras viva. Y esta vez fue ella la que soltó el gemido. Igual que un animal, profundo y primitivo desde el fondo de su pecho. Yo seguí hasta que sentí que el orgasmo llegaba al límite. Se corrió en mi boca y por mi barbilla. Yo bebí profusamente.

El tiempo volvió a detenerse. Estuvimos estiradas en los brazos de la otra durante lo que parecieron horas.

A medida que transcurría el verano, nos encontramos en la cabaña con frecuencia. Margaret se marchó a la universidad aquel otoño. Al final perdimos el contacto la una con la otra, pero nunca la olvidaré ni a ella, ni aquel verano.

***Katie**, 22 años, niñera*

Muchas de mis fantasías me incluyen a mí con otra mujer. Solía soñar sólo con hombres. Me gustaba ver películas sensuales y con frecuencia pensaba en cómo satisfacer a un hombre. Ahora me preocupo de mi propio placer.

Esto me pasa con regularidad: estoy con mi amiga Anne. Hemos estado bebiendo y las dos nos sentimos cachondas. Nos empezamos a besar. Yo empiezo a vagar por su cuerpo. Un lametazo aquí, un beso allá, un pequeño soplido ahí abajo, en sus labios más sexuales. Dirijo mi lengua con delicadeza sobre su triángulo amoroso empujo con fuerza. Ella gime y se agita rítmicamente. Le meto tres dedos hasta el fondo de la vagina, haciéndolos entrar y salir, alargando su orgasmo. Anne se desboca, sacudiéndose contra mi mano. Puedo sentir cómo salen sus jugos. Yo me echo para atrás, tocándome a mí misma. Anne se acerca y me pellizca un pezón antes de enterrar su cabeza entre mis muslos. En unos segundos llego al orgasmo y nos derrumbamos en los brazos de la otra.

***Stephanie**, 26 años, operadora del servicio de información*

Mi amiga María y yo tratamos de ir a comer o a cenar juntas al menos un par de veces al mes. Solíamos trabajar juntas hace unos años y siempre nos hemos llevado muy bien. Ella se marchó al haber encontrado trabajo mejor y seguimos en contacto, aunque en este caso mis motivos no son demasiado puros. Ella me atrae mucho. Es fácil de decir, en voz baja, cuando nadie puede oírme. En cambio es imposible decirlo en voz alta, en especial a ella, que también está casada. Así que por el momento me conformo con tener de noche fantasías apasionadas sobre María. Durante la comida y la cena trato con todas mis fuerzas de no mostrar ninguna señal de atracción, sobre todo porque nunca he tenido ninguna muestra de que ella sienta lo mismo. Una señal definitiva y yo me abalanzaría sobre ella. Creo que lo haría.

***Vanessa**, 31 años, profesora*

Acababa de salir de una relación seria y simplemente necesitaba pasar el rato con mi mejor amiga. Nos emborrachamos y en un momento ella dijo, «me gustaría besarte».

Yo había tenido fantasías sobre hacer el amor con una mujer, pero nunca había querido llevarlo a cabo. Así que me sonreí y le dije que estaba tan bebida que incluso una mujer me parecía buena. Pero lo que podía haber sucedido en aquel momento se ha convertido en una de mis fantasías preferidas.

Estamos separadas sólo unos centímetros y me inclino y la beso siempre con mucha delicadeza en los labios. Lápiz de labios cálido y seco, sobre lápiz de labios. Lenguas húmedas y delicadas tocándose por primera vez. «Volvamos a mi casa», murmura.

Cogemos el coche y nos encaminamos hacia allí. Es una impresión fuerte oír a tu mejor amiga suspirar de deseo, e incluso es mayor el sentir la dureza de sus pezones y descubrir lo sensual que es la ropa interior que lleva. Lo que me hace saltar hasta las estrellas de puro deseo es pasar la mano sobre su muslo, palpando su ropa interior de encaje y descubriendo a continuación su cuidado y delicado coño, más húmedo de lo que he visto hasta entonces, en el que se hunden mis dedos. Sentir el placer que surge de su interior y oírlo salir de sus labios junto a mi cuello, mientras saboreo su clítoris. El pensamiento de que lo estoy haciendo con mi mejor amiga es maravilloso y el ser consciente de los altos y bajos a medida que llegamos a un orgasmo tras otro.

Anónimo

Esta es una fantasía que tengo sobre dos mujeres. No las conozco, simplemente me las he inventado. Están tocándose y excitándose una a otra. Yo me masturbo y hago coincidir mi orgasmo con el de ellas. Llegamos las tres a la vez.

Janice*, 30 años, psicóloga*

Hoy te he vuelto a ver... estaba mirando por mi ventana, viendo cómo la lluvia barría la calle de debajo. Estabas sentada en el café junto a la ventana y yo podía ver tus manos delicadas alrededor de la copa, el vapor del café humedeciéndote los labios lujuriosos. La falda apenas tapaba tus sensuales muslos, tus largas piernas extendidas por debajo de la mesa. Anhelaba estar junto a ti, susurrarte al oído, lamerte los delicados lóbulos, probar la dulzura de tus labios.

Ahora, mientras estoy aquí estirada, mientras aumenta el calor entre mis piernas, me pregunto cómo sería hacer el amor contigo. Tus pechos deben ser increíbles, he podido ver su contorno bajo la camisa blanca. Me imagino rozándolos, acariciándolos con mis cálidas manos. Mientras fantaseo me saco la blusa por la cabeza, dejándome mis propios pechos al descubierto. Empiezo a tocarme lentamente los pezones, rodeándolos con las yemas de los dedos, sintiendo que se endurecen y crecen de excitación. Me imagino que los estoy frotando contra tu delicada piel, presionándolos contra tus pechos. Me bajo los pantalones, las bragas y me saco las medias, sintiendo que el aire fresco envuelve mi cuerpo ardiente y desnudo. Deslizo las manos sobre mi vientre y me toco el pubis, siento que el clítoris se tensa y se excita al pensar en ti. Mis dedos se abren camino por la resbaladiza hendidura de mi coño, y se introducen para percibir mi humedad. Me imagino que estoy sintiendo tu sexo, tu húmeda fragancia cubre mis dedos. Dos de mis dedos están totalmente mojados y me los llevo a los labios. Chupo el jugo de los dedos, imaginándome que es tuyo y lamo hasta la última gota.

Cada vez estoy más excitada y separo más las piernas. Con una mano me abro los labios, con la otra exploro el punto central de mi deseo. Me froto el clítoris cada vez más deprisa y siento el jugo que sale de mi propio conejito, mojando las sábanas de satén. Me gustaría que mis dedos fuesen los tuyos, quiero sentir tus dedos deslizándose dentro y fuera de mi vagina, dándome satisfacción. Desearía que me lamieses con tu lengua ardiente y me chupases el dulce néctar. Estoy gimiendo y rodando por la cama, olas de placer envuelven mi cuerpo. Me siento y extiendo la mano hacia la mesita de noche para coger un vibrador. Me vuelvo a estirar y coloco esa verga vibrante sobre mi clítoris, frotando y esparciendo mi humedad sobre él. En un arranque de pasión lo empujo dentro de mí, estoy muy abierta y me follo a mí misma con él, moviéndolo hacia dentro y hacia fuera. Me siento loca de placer, gritando y deseando que estuvieses aquí para meterme los dedos en la vagina y follarme, hacerme correr, hacerme desparramar los jugos sobre toda tu mano. Me aprieto con fuerza los pezones, deseando que fuese tu boca la que los chupara y mordiera. Retiro el vibrador y froto mi ardiente clítoris cada vez más deprisa, hasta que respiro con dificultad y grito como una loca. Entonces, en un último arrebato salvaje me corro, llamándote, gimiendo y sacudiéndome como una fiera.

Me quedo estirada jadeando, con mis jugos por las manos y muslos y en las sábanas de la cama, temblando por este lujurioso orgasmo, y me doy la vuelta, esperando. Esperando a que vengas a mis brazos cariñosos, a mi cama.

***Lauren**, 24 años, secretaria*

Para mí es muy satisfactorio estar con otra mujer. No puedo comprender por qué no quiero estar con una en la realidad, pero me gusta pensar que acaricio los pechos y la vagina de otra mujer y que estoy con alguien que realmente comprende mis puntos más sensibles.

He tenido esta fantasía desde que tenía quince años. Estoy con una mujer que está inconsciente. Intento reanimarla, cuando me doy cuenta que lleva la camisa desabrochada. Extiendo la mano y toco delicadamente la cálida copa de un pecho y se lo froto dando vueltas alrededor del pezón. Me siento excitada. No puedo evitarlo. Lo que estoy haciendo es muy excitante.

Me pongo la otra mano sobre mi propio pecho. Mientras toco a la mujer, me toco a mí. Me inclino y cojo un pezón entre mis labios. Lo chupo delicadamente y me satisface ver que se endurece. Arrodillándome en el suelo sobre la mujer, chupo un pezón y, luego, el otro. Me estiro mis propios pezones con las manos. Estoy muy caliente. Mi ropa interior está empapada. Bajo la mano derecha y me desabrocho los pantalones tejanos y deslizo la mano en el interior (esto también sucede en la realidad, mientras me masturbo). Me introduzco directamente el dedo medio y aparto mi boca de la suave carne de la mujer lo suficiente para lanzar un gemido.

Con la mano izquierda levanto la falda a la mujer y lanzo un grito ahogado de placer cuando veo que no lleva ropa interior, solamente la gruesa maraña de pelos rubios protege su punto vulnerable. Vuelvo a poner la mano izquierda sobre mi pecho y voy descendiendo, lamiendo hasta el punto de unión de sus piernas. Percibo la delicada calidez y separo tímidamente el borde de sus dulces labios con la lengua.

Mi mano derecha se empieza a mover cada vez más deprisa, cuando un arrebato de excitación recorre mi cuerpo haciendo que mis caderas se balanceen. Paso la lengua hasta su abertura y la empujo hacia dentro todo lo que puedo. Ella suspira y yo acelero el ritmo de mis empujones. Me meto dos dedos a mí misma al mismo ritmo que mi lengua, balanceando mis caderas para encontrar mis dedos. Me estiro con más fuerza el pezón izquierdo y me froto con insistencia el pecho con la palma de la mano.

Puedo sentir que mis músculos se tensan. Sé que estoy a punto de correrme. Abro la boca todo lo que puedo y empujo con fuerza en el punto de la mujer. Mientras mi lengua le va acariciando durante mucho rato, el cuerpo de la mujer se estremece. Jadea y suspira. Las dos hemos llegado. Me voy en silencio.

***Kelly**, 26 años, secretaria personal*

Creo que raras veces tengo fantasías durante las relaciones sexuales. No soy muy inhibida, así que si pienso en algo que me gustaría que me hiciese el hombre o que yo le hiciese a él, generalmente, se lo digo. Es cuando me masturbo que de verdad dejo volar mi imaginación.

Esta es la historia que me he inventado sobre una amiga mía que realmente creo que es muy sensual. Sé que ella ha estado con mujeres y estaría conmigo enseguida si alguna vez yo demostrase interés. Pero yo tengo una buena relación y alucinaría si realmente sucediese alguna cosa.

Estamos en mi casa sentadas una al lado de la otra en el sofá. La única luz procede del televisor. Me miras y yo me giro hacia ti. Nos damos un beso delicado, lento, sensual, cariñoso y nos separamos. Nos miramos a los ojos con insistencia y nos volvemos a besar, esta vez más profundamente, más rato y con mayor intensidad, apretando para estar más juntas una de otra. Me besas la boca, los párpados, las orejas, el cuello, yo te correspondo y desciendo por la curva de tu cuello. Hueles tan bien. Me detengo y te llevo a mi habitación.

Me inclino y enciendo una vela, preparo un agradable resplandor en la habitación y un delicioso perfume a melocotón. Allí estás tú, junto a mi cama, esperando... te abrazo con delicadeza mientras estamos ahí. Estoy un poco nerviosa, porque todo esto ha tardado tanto en suceder... Puedo sentir tus ganas anticipadas y tu deseo sin que ninguna de las dos diga nada.

Te retiro un mechón de cabello detrás de la oreja y te beso los labios con mucho cuidado y delicadeza, mientras te sujeto por la nuca. Qué labios. Me gusta besarte, tomarte completamente. Con la otra mano palpo tu pecho, sosteniéndolo en la palma de la mano (¡el tamaño perfecto!). Lo mordisqueo delicadamente mientras tú buscas el mío.

Caemos riendo en la cama, una encima de la otra. Sientes la presión de mi cuerpo sobre el tuyo y las dos dejamos nuestro alborozo y nos ponemos casi serias. Hay conexión entre las dos. Ambas podemos percibirla. Empiezas a desabrocharme la camisa y yo extiendo la mano para desabrocharte la tuya. Nos las sacamos mutuamente y las lanzamos al suelo por un lado de la cama. Ahora las dos nos hemos quedado con los sujetadores de deporte.

Tu piel es tan suave. Nos acariciamos mutuamente los músculos y dibujamos el contorno con las yemas de los dedos. Nombro algunos de los tuyos y los identifico con un beso. Tienes un cuerpo magnífico. Nos sentamos para sacarnos el sujetador. No hay prisa ahora. Nos lo vamos a tomar con calma y a disfrutar de la experiencia todo lo que podamos. Sintiendo e investigando cada sensación. Haciendo que dure.

Estamos sentadas y te toco el pecho suavemente con la mano. Nos abrazamos y luego nos tocamos y sujetamos los pechos mutuamente. Tocando desde fuera lentamente, acercándonos hacia los pezones. Dando vueltas alrededor una y otra vez, a medida que nos vamos sintiendo más mojadas y excitadas.

Ya no puedes esperar más, así que acercas la boca a mi pecho y coges el pezón entre los dientes. Chupas con suavidad y lames y acaricias. Te acerco más empujándote con delicadeza por la nuca. Me miras y te sonríes maliciosamente, mientras mordisqueas, chupas y lames. Te detienes y me besas el pezón suavemente, mientras te diriges hacia el otro pecho y repites los mismos pasos. Tus pezones se vuelven rosados y erectos. Hacemos una pausa y nos besamos de nuevo repetidas veces. Nuestras lenguas buscando los dientes, la boca y los labios de la otra. Ahora me toca a mí. Te complazco de la misma manera en cada pecho. Exploro tu abdomen con la mano. Te empujo con cuidado hacia los cojines y me pongo encima de ti, besándote profundamente y durante mucho rato, sintiendo tus pechos contra mí.

Tu respiración se va acelerando. Quiero sentirte. Te beso el cuello, los pechos, el abdomen y los costados, descubriendo un punto que te hace temblar. Un punto mágico en un costado que te excita. Alargo la mano hasta la bragueta de tus pantalones tejanos y empiezo a desabrochártelos y a bajar la cremallera. De repente me coges, haces que me ponga de espaldas y me pellizcas los brazos mientras me besas con más urgencia. Finalmente, te dejas ir y empiezas a lamerme y besarme el torso y el abdomen, soplando suavemente mientras vas descendiendo entre mis pechos hacia el ombligo, por debajo de las bragas y dejas descansar la mano.

Paramos y nos quitamos los pantalones tejanos y la ropa interior. Eres tan bella. Tu cuerpo es magnífico. Tan firme, terso y maduro. Podría estar estirada a tu lado de esta manera durante todo el día, solamente contemplándote y maravillándome de tu belleza. A ti también te gusta mi cuerpo cuidado. Me empujas hacia atrás y te pones encima de mí, sentada, mirándome. Deseo que te sientas perversa. Te estiras sobre mí y pones la rodilla entre mis piernas, buscando mi boca.

Ahora los besos son apasionados, deseosos, desesperados. Un poco más bruscos y más ordinarios. Cara, labios, cuello, respirar en mis orejas, hombros, pechos, pezones, abdomen, gemir, jadear, lamer, mordisquear. Tu otra mano se desliza a la parte superior de mis muslos, y separo las piernas muy contenta. Estoy muy mojada y también siento tu humedad sobre mí. Te detienes y me miras con una sonrisa maliciosa y unos ojos provocativos, besándome y lamiéndome aquí y allá mientras continúas. Empiezas a besar lentamente el interior de mis muslos, una parte muy sensible para mí. Puedo sentir tu respiración sobre el clítoris, mientras vas de la parte interior de un muslo a la otra. Sigues sobre mis muslos y mis piernas y por detrás de las rodillas (otro punto muy sensible).

Un delicado beso en mi clítoris y a continuación te sumerges dentro con mucha hambre, chupándome, lamiéndome y provocándome. Estoy sujetándote una de las manos y jugando con tu cabello con la otra mano. Me balanceo a tu ritmo y mi respiración se va acelerando a medida que aumenta mi sensibilidad.

«Para. Modera el ritmo. Quiero que esto dure un poco más», te digo y obedeces y disminuyes el ritmo. Sigues excitándome casi hasta el punto del orgasmo.

«Esto es estupendo. ¡Oh, Dios! Estoy a punto. Ahora me gustaría sentirte dentro de mí. No te detengas, te lo ruego», de modo que estiro mis rodillas para dar la bienvenida a tus dedos dentro de mí con un buen ritmo, casi hasta el fondo y casi hasta fuera. Ambas estamos sincronizadas, moviéndonos y gimiendo. ¡¡¡Oh, Dios!!! Voy a llegar, a estallar, a caerme y es tan estupendo que no quiero que se pare, pero casi no puedo soportar que esto continúe. Apenas puedo respirar, podría dejar de respirar. Mi corazón late con fuerza.

«De acuerdo. Por favor, para ya. Ha sido... ¡fantástico!» Paras tu ritmo enloquecido y vas dejando de lamerme, de besar con delicadeza mi clítoris inflamado, tus dedos aún se mueven en mi interior.

Magda*, 29 años, abogada*

Soy soltera y me resulta muy difícil encontrar un buen amante. Me gusta hacer el amor. Lo necesito como el pan que como y el dormir, etc. Por regla general no tengo fantasías mientras tengo una relación sexual. Sin embargo, si no disfruto con mi pareja pienso en esto: estoy en un tren que no sé adonde se dirige, probablemente a la oficina. Inmediatamente la observo cuando sube al vagón. Tiene el cabello largo y oscuro y una perfecta figura voluptuosa. Cuando se sienta a mi lado, siento que mi entrepierna se pone muy caliente. Me siento increíblemente sensual con mi camisa de seda de color rubí. No llevo sujetador y la sensación de la seda sobre mis pezones me está enloqueciendo. No llevo nada debajo de mi falda cruzada y la miro cuando cruzo las piernas.

Ella se da cuenta, se sonríe y dice, «Hola». Su voz es grave y sensual. Extiende las piernas ligeramente de modo que toquen las mías. Es todo lo que puedo hacer para no saltar. Se inclina hacia delante para rebuscar en su bolso, su cabello le cae sobre los hombros. De repente, levanta la mano derecha y la coloca de tal modo que me toca el muslo y con delicadeza separa mi falda un poco más.

Todo parece muy inocente, pero sé que no lo es. Rebusca un poco más en su bolso con la mano izquierda, girando el cuerpo ligeramente hacia mí. Cuando lo hace, veo que su pecho izquierdo está totalmente al descubierto. Todo lo que deseo es poder alcanzarlo y tocarle el pezón.

Finalmente encuentra y saca un libro de su bolso. Empieza a leer, su cuerpo se gira un poco hacia mí. Mueve la mano derecha y retira sus preciosos cabellos de la cara, y mientras lo hace, su codo me toca suavemente el pecho izquierdo. ¡Apenas puedo soportarlo!

Miro a mi alrededor. El vagón está vacío y decido aprovechar la ocasión. Me giro un poco hacia ella y finjo estar interesada en su libro. Coloco mi codo izquierdo por detrás del asiento, justo por detrás de su cabeza, y apoyo la cabeza en la mano. «¿Qué estás leyendo?» pregunto, mirándola directamente. Se gira, encontrándose con mi mirada y dice: «Una historia de dos mujeres que se encuentran en un tren y tienen una relación sexual». «¿Sólo una?» pregunto, girándome un poco más hacia ella, de modo que mi falda se abra más, dejando al descubierto el interior blanquecino de mis muslos.

Cuando la vuelvo a mirar está mirando mis muslos y, siempre de manera muy delicada, mueve sus caderas hacia delante. Se ríe en silencio y vuelve a meter el libro en el bolso. Después coloca la mano en el interior de mis muslos. Separo un poco más las piernas y la falda se abre enseñando mi pubis. Su mano se dirige un poco más arriba aún más despacio, deteniéndose muy cerca de mis labios. Puedo sentir lo mojado que está mi sexo. Le retiro de la cara unos cuantos cabellos despeinados, después toco la suavidad de su piel dulce. Ella cierra los ojos, y mueve la boca para besarme la mano. Al principio, sus labios abiertos golpean delicadamente mis dedos, después su lengua acaricia ligeramente la palma de la mano mientras la sostengo abierta para ella. Se mete completamente mis tres primeros dedos en la boca, dando vueltas a su alrededor una y otra vez, chupándolos profusamente, mirándome directamente a los ojos.

El clítoris me late y me duele. Su mano derecha se desliza para retirar delicadamente mi cabello púbico, como para entrar y, luego mis labios. Siento que se me para la respiración en la garganta y cierro los ojos. Ella me coge la mano y la aprieta contra su pecho. Capto la indirecta y le aprieto con delicadeza la teta. Ahora le toca a ella gemir. Muevo la mano hasta la parte inferior de todo su pecho y dejo que el pulgar le pellizquee con cuidado la tetilla. Cada pellizco a ese pezón inmensamente duro causa una sacudida en mi propio clítoris.

Tras una rápida ojeada el vagón sigue milagrosamente vacío. Le lamo los pechos, y luego se los chupo muy dentro de mi boca. Ella lleva la mano a mis labios, directamente al clítoris. ¡Oh, Dios! Creo que voy a explotar. Sus dedos trabajan muy deprisa y con mucha suavidad y puedo asegurar que mi coño no es el primero que toca.

Su mano izquierda sujeta mi cabeza en su debido lugar y yo sigo haciendo trabajar mi boca en su pecho, lamiéndolo, chupándolo y mordiéndolo. Le meto la mano por debajo de la falda. Ella separa todavía más las piernas y siento su húmedo y vibrante conejito. Mis dedos entran sin ningún problema.

Ella sacude las caderas hacia arriba contra mi mano y empiezo a masturbarla. Se levanta la falda hasta la cintura. Mi boca no le suelta en ningún momento el pecho, excepto para mirar como mis dedos entran y salen de su coño, húmedos y pegajosos.

Su mano se sigue moviendo por mi clítoris, según parece a la velocidad de la luz. Siento que en cualquier momento voy a gritar por el orgasmo, pero me contengo y separo las piernas un poco más, de modo que tenga más fácil acceso a mi húmedo e inflamado clítoris. Cuando desliza sus dedos dentro de mi hendidura, aún frotando mi pequeño clítoris erecto con la palma de la mano, empiezo a mover las caderas para hacérmelo con sus dedos y para hacer rozar el clítoris contra su mano.

Ella se corre. A voz en grito. Un momento después lo hago yo. Mientras nos arreglamos las ropas, el tren llega a la siguiente estación. Sube mucha gente. Ella baja, guiñándome un ojo mientras sale.

Paula, *24 años, pintora*

Mi fantasía empieza en la mitad. Me encuentro desnuda con otra mujer. No puedo verle el rostro claramente. Me está mordisqueando el cuello mientras las dos nos presionamos los coños, una en el muslo de la otra.

Su boca encuentra la mía y nos besamos larga e intensamente, girando las lenguas.

Se aparta y me coge la mano, conduciéndome a la habitación. Me lleva a que me estire sobre la cama.

«Ahora, cariño, voy a chuparte y a estimularte el conejito hasta que me ruegues que pare«, dice. «Y no voy a pararme con uno sólo. Al menos te correrás dos veces o más. Por favor, ponte cómoda».

Dicho esto me besa la boca, después cada pecho y cada pezón, luego el estómago, el ombligo, el cabello del pubis, y cierra la boca justamente sobre mi clítoris. Lo chupa igual que un bebé chuparía una botella, sus labios buscan y la boca se mueve.

¡Oh, qué magnífico!, ¡qué momento más perfecto! Durante la hora siguiente, me chupa el clítoris y me folla con sus manos, las dos en mi coño y en mi culo, a veces follándome y chupándome los dos agujeros a la vez.

¡Y llego al orgasmo, y tanto! El primero es explosivo, y después el siguiente llega más allá de lo que he experimentado anteriormente. El tercero casi me hace perder la consciencia. Ella mantiene su promesa.

Tengo diferentes versiones de esta fantasía una o dos veces a la semana.

Anónimo

Estoy desnuda.

De pie en una suave ladera de algún lugar, un viento ligeramente cálido envuelve mi cuerpo. Un débil resplandor sale de una pequeña luz delante de mi, mientras que detrás está completamente oscuro. Doy un paso adelante, siguiendo la luz. Cuando la alcanzo, veo otra un poco más lejos que desciende por la ladera. Mientras sigo las débiles luces, pienso en lo que me espera el final.

Al llegar al pie de la ladera veo una plataforma cubierta con una cama encima. Me dirijo a la plataforma y la luz me baña el cuerpo. Una mujer sale de las sombras, también está desnuda. Se acerca a mi poco a poco, sus manos buscan las mías. Sus manos delicadas me acarician un lado del cuello y se deslizan por mis hombros. Sus manos cubren mis pechos, sus dedos juegan con mis endurecidos pezones.

Me besa, sus labios presionan con delicadeza los míos. Su boca se desliza por la piel, la lengua me explora por completo. Se arrodilla entre mis piernas, extendiéndolas. Su boca cubre mi conejito, chupándome el clítoris con cuidado. Sus manos me atraen con más fuerza contra su boca mientras su lengua me saborea intensamente en mi interior. Un dedo lubricado se introduce poco a poco por el eje de mi culo; entra y sale lentamente.

Cierro los ojos a medida que me aproximo rápidamente al orgasmo. Un segundo dedo se une al primero en el agujero del ano, el ritmo aumenta ligeramente. De mi fluye una marea que le cubre el rostro. Abro los ojos y le miro la cara cubierta con mis jugos, pero la mujer se ha ido.

***Linda**, 39 años, contable*

He tenido unas cuantas experiencias con mujeres. Esta fantasías es de un ligue que tuve con una chica en el dormitorio de la residencia universitaria. Compartíamos una ducha con otras cuatro mujeres. Una tarde, las dos quisimos ducharnos en el mismo momento. Hicimos broma de ducharnos a la vez, pero al final, decidimos que ella lo haría primero. Esta es mi fantasía sobre lo que podía haber pasado.

Le digo a Samantha que pase delante y se duche en primer lugar. Ella se sonríe y sugiere que me una a ella.

Abre el grifo de la ducha y entra, empujándome tras ella. El agua está caliente, con buena presión. Samantha desenvuelve una pastilla de jabón y empieza a enjabonarse las manos. Me aparta del chorro de agua y empieza a enjabonarme todo el cuerpo. Sus manos se deslizan por encima y debajo de mis pechos, mis brazos, mi cuello y, después, por la parte inferior del cuerpo. Cuando sus manos enjabonadas se deslizan entre mis piernas, siento que me recorre un arrebato de excitación.

Me inclino hacia un lado de la ducha mientras ella me enjabona la espalda y el trasero, introduciéndome un dedo en el culo cuando pasa por allí. Gimo cuando se arrodilla en el suelo, enjabonándome las piernas, las manos regresan de nuevo a mi coño. Me empuja debajo de la ducha, dejando que el agua caliente se lleve el jabón de mi cuerpo.

Cuando los últimos restos de jabón desaparecen de mi cuerpo, sus manos me exploran con firmeza. Me alarga el jabón. Se retira del chorro de agua y empiezo a frotarle el jabón por todo el cuerpo. Cuando llego entre sus piernas, paso frotando el jabón por sus labios. Mis dedos los abren y entonces el jabón le toca el clítoris.

Le flaquean un poco las piernas y se sujeta a mí para no perder el equilibrio. Mis brazos la agarran y empujan bien hacia mí, mis dedos le tocan el trasero. Me las arreglo para deslizar un dedo bien al fondo de su parte de atrás. Nuestras bocas se encuentran mientras la llevo conmigo bajo del chorro de agua y el jabón se va. Mis dedos se deslizan entre sus piernas para tocarle el clítoris. Se vuelve a correr.

Ahora el agua ha empezado a enfriarse un poco, así que salimos de la ducha y nos secamos mutuamente. Nos vestimos rápidamente y volvemos a nuestras habitaciones respectivas.

***Louisa**, 26 años, modelo*

Tengo fantasías de chupar voluptuosamente las tetas de las chicas y de tocar sus vientres redondeados y abrazarlas. Por lo general suelo pensar en alguna chica que conozco, una conocida, una amiga o alguna mujer que me haya llamado la atención. Tengo fantasías de restregarme contra ellas.

***Simon**, 25 años, agente de viajes*

Mis fantasías generalmente terminan con la masturbación. Debo haber tenido otros sueños mientras me masturbo, cosa que hago desde que tenía alrededor de once años, pero parece que solamente recuerde éste. Me imagino que soy un hombre haciendo el amor a una bella mujer. Soy educado y considerado y me aseguro que llegue al orgasmo. Después llego yo. Me quiere por ser tan cariñoso con ella y me lame de pies a cabeza. Al final, y después de muchas peripecias, me he convertido en una mujer y nos vamos a vivir juntas.

***Tracy**, 20 años, estudiante*

Mi mejor compañera y yo vamos caminando como de costumbre, dando vueltas por ahí una mañana de domingo y después de una noche de ver películas en la cama, lo cual solemos hacer en la realidad.

Pero en mi sueño, ella se gira hacia mí para decir algo y, de repente, nuestros ojos se inmovilizan. Los vientres se giran, ambas cerramos los ojos y nos inclinamos mutuamente. Después, antes de que ninguna de las dos pueda decir algo, estamos haciendo el amor.

***Beth**, 24 años, investigadora*

Siempre he tenido fantasías lesbianas, aunque nunca haya vivido una experiencia de ese tipo. Ésta es una de mis favoritas. Me encuentro en viaje de negocios con mi jefa. Ella es una atractiva pelirroja y me imagino que podrían interesarle las mujeres. En todo caso, compartimos la habitación de hotel.

Hemos tenido un viaje muy satisfactorio y hemos conseguido nuevos negocios muy lucrativos. Durante toda la noche de nuestra cena de celebración se han ido encendiendo las chispas. Pedimos champán y nos emborrachamos un poco.

Cuando regresamos a nuestra habitación, tan pronto se cierra la puerta, Anna me coge en sus brazos, besándome suavemente en los labios. Sus dedos recorren mi cuerpo arriba y abajo, tocando algunos de mis puntos más sensibles. Su lengua comienza a subir por el interior de mi brazo, vuelve hasta la muñeca y la pellizca. De mis labios sale un gemido cuando ella me da la vuelta y me empieza a lamer la parte de atrás del cuello, después va bajando por los hombros. Puedo sentir cómo su boca va descendiendo por mi cuerpo, explorando mis nalgas. Su lengua me golpea ligeramente el ano, intentando entrar, presionando con fuerza.

Me empuja con cuidado en la cama, mis pezones endurecidos se frotan contra la colcha. Miro atrás y veo que se está sacando la ropa. Siento que sus delicados pechos me presionan la espalda cuando se pone encima de mí, estirándome la oreja con los dientes delicadamente. Sus dedos se deslizan por debajo, introduciéndose en mi vagina, me aprieta con fuerza hacia ella. Puedo sentir su coño ardiente y húmedo empujando contra mi trasero.

Empieza a descender lentamente por mi cuerpo, su boca me explora todo el cuerpo, mientras se dirige hacia abajo. Su lengua encuentra un nuevo punto y lo toca ligeramente, presionando contra mi piel. Pasa por mi conejito, dirigiendo su lengua hacia mis piernas, por detrás de las rodillas, después, rodeándome los tobillos.

Me doy la vuelta y la atraigo hacia mí, apretando nuestros pechos estrechamente, empujando con fuerza nuestros coños para que se encuentren. Deslizo la mano entre nosotras, sintiendo los labios de las dos apretando mi mano.

Durante la noche nos estremecemos de placer y nos corremos repetidas veces, desplomándonos la una en los brazos de la otra. A la mañana siguiente, en el tren de regreso a la ciudad, hacemos ver que no ha sucedido nada ... hasta el siguiente viaje de negocios.

***Belinda**, 27 años, banquera de inversiones*

He tenido fantasías sobre dormir con otra mujer. Estamos solas las dos juntas bebiendo una copa y empezamos a hablar de sexo. Nos ponemos realmente cachondas y, como no hay muchos hombres a nuestro alrededor, empezamos a explorarnos mutuamente. No nos besamos demasiado, pero nos damos masajes recíprocamente. Terminamos haciéndonos el amor oralmente y tengo el orgasmo más explosivo hasta entonces.

¿Quiero que esta fantasía se convierta en realidad? No puedo decir que no me gustaría hacer el amor con otra mujer, aunque creo que soy demasiado cohibida para ni siquiera intentarlo. No soy lesbiana ni bisexual y no me gustaría tener relaciones con mujeres, pero una sesión experimental con una mujer que no volviera a ver nunca más, sería ideal. Me gusta la idea de alguien que sepa exactamente qué es lo que te vuelve loca, porque tenga el mismo cuerpo y sepa cómo funciona. Estoy segura que, ni siquiera con clases privadas, un compañero podría ser tan bueno practicando el sexo oral como una mujer.

A veces mi fantasía incluye a mi pareja y a otra mujer, de modo que consigo lo mejor de los dos mundos.

Capítulo 4

Fantasías forzadas

Introdución

¡No! ¡No! ¡Sí!

Ser forzada a hacer el amor contra tu voluntad es, sorprendentemente, la fantasía erótica más corriente para las mujeres. De hecho, las fantasías de violación son más normales que las propias violaciones. Los estudios han demostrado que el 51% de las mujeres han tenido fantasías de haber sido forzadas a hacer el amor, mientras que una tercera parte imaginaba: «Soy una esclava que tiene que obedecer todos los deseos del hombre».

Estas fantasías no se refieren a violaciones, sino a la sensación de ser dominada sexualmente, que es bien distinto. Las mujeres que encuentran sexualmente excitantes las fantasías de sumisión, tienen muy claro que, en realidad, no quieren ser violadas.

Existe una gran diferencia. En las fantasías, las mujeres tienen la última palabra y controlan cada aspecto de lo que sucede. Por eso, mientras que existe cierta fuerza por parte del hombre, es decir, que un hombre domina a una mujer contra su deseo, a diferencia de los ataques en la vida real, estas fantasías no son violentas ni brutales. El hombre con frecuencia es un tipo buenísimo y caliente cuya compostura sencillamente es aplastada por el alto coeficiente infantil de la mujer.

Estas fantasías cumplen la misma utilidad psicológica que las escenas que no se pueden resistir. Son instrumentos distintos para el mismo fin: queremos que nos deseen.

Generalmente se creía que el sueño de violación era el preferido por las mujeres que se sentían culpables de tener relaciones sexuales como forma de «darse permiso» para experimentar el placer carnal. El ser forzadas les *limpiaba* de la responsabilidad de su pasión. Pero ahora se sabe que son precisamente las mujeres que han tenido más experiencias sexuales las que tienen más probabilidades de tener fantasías sobre relaciones sexuales *forzadas.* (insisto: fan-ta-sí-as).

Esto sugiere que dichas mujeres tienden a ser más abiertas a explorar diversos estímulos sexuales, incluyendo las fantasías de violación. Otra posibilidad es que tal vez en la vida real ya eres fuerte o poderosa y renuncias a controlar tus fantasías.

A la inversa, si sueñas con forzar a alguien a hacer el amor contigo podría significar que sientes no tener control en tu vida real, de tal modo que en tus fantasías te gusta controlar. Los expertos dicen que estas fantasías con frecuencia se refieren a la forma en que se trata el sentimiento de poder en tus relaciones. Si sientes que no es de forma equilibrada, a menudo la enderezas en tus sueños, incluso en las fantasías sexuales.

Así pues, simplemente podría ser un intento de experimentar el lado agresivo del sexo.

***Venetia,** 28 años, agente de la propiedad*

Un tipo alto y moreno me adelanta por la calle y me mira apasionadamente. Yo sigo caminando. El hombre me sigue hasta mi casa y me empuja al interior. Me agarra. Yo trato de soltarme. Él está jadeando y yo también. Me separa las piernas con fuerza e introduce el pene. Es enorme. Lucho para soltarme, pero sigue empujando con fuerza. Empiezo a responder contra mi voluntad. En cierto modo, me está satisfaciendo de un modo que nunca había experimentado con anterioridad. Ambos nos corremos enseguida y con violencia.

Utilizo esta fantasía para darle un tono más excitante a algunas situaciones con mi amante, especialmente cuando me parece que se va a correr antes que yo.

María, *26 años, programadora informática*

Me fascina la idea de dominar. En mi fantasía, estoy con otras dos mujeres compañeras de trabajo. Estamos en una habitación con un hombre que es cliente de nuestra empresa. Con frecuencia es grosero con nosotras; me imagino que lo hace porque somos mujeres. Las tres le sujetamos en el suelo y le desnudamos. El hombre intenta soltarse, pero yo le empiezo a chupar el pene hasta que se le pone muy erecto. A continuación me siento sobre él hasta que me corro. Las otras dos mujeres se satisfacen de la misma manera. Después le excitamos más y le dejamos atado e insatisfecho.

Lydia, *34 años, chef*

Hace unos meses tuve un ligue vía ordenador. Nos encontramos en un *chat* sobre cocina y de algún modo nuestra conversación se fue alejando del superficial intercambio de recetas a una conversación de tema sexual. Empezamos a intercambiar secretos y hechos sobre nosotros mismos que el otro casi no podía creer. Después él comenzó a discutir cómo sería si los dos estuviéramos juntos, haciendo el amor y, en concreto, hablamos sobre el sexo oral. Con mucho gusto le expresé mi opinión, y resultó que a los dos nos gustaba dar y recibir. Rápidamente descubrí cuánto deseaba satisfacerme, sin embargo, no compartí con él que el sentimiento era mutuo. También descubrí que él tenía una violenta erección y yo no estaba planeando hacer nada al respecto en aquel momento. Lástima. Cómo me hubiese gustado haber podido.

Hacia el final de la conversación me preguntó qué hubiera hecho si él se hubiera acercado y me hubiese pedido hacer el amor. Le dije que eso tenía que descubrirlo por sí mismo. La pregunta más interesante que me hizo fue si estaba preocupada de que pudiera atacarme algún día. Le dije que no, que no estaba preocupada. Confiaba en él.

En mi fantasía, eso es exactamente lo que sucede. Suena el timbre de la puerta y cuando contesto, sé que es él. Él no dice ni una palabra. Simplemente entra y me domina. Quiero que se detenga, pero, al mismo tiempo, como me gusta tanto lo que me está haciendo, espero que siga.

Finalmente, cuando está a punto de penetrarme, me quejo. Él se ríe y me atormenta dando vueltas sobre mi obertura. Frustrada, le agarro el pene y lo empujo a mi interior. Se vuelve a reír cuando me corro, sabiendo que me ha conquistado.

Después de que he llegado al orgasmo, se va sin decir ni una palabra.

***Olivia**, 24 años, aprendiz de contable*

Suena el timbre de la puerta. Hay una persona desconocida. Me domina y me dice, «Has de hacer lo que te diga».

Asustada, asiento.

«Separa las piernas de modo que toquen las paredes del pasillo de este recibidor».

Hago lo que me dice y él me levanta la falda y se me pone debajo para lamerme el conejito. Trato de no corresponderle, pero me gusta mucho. Empieza a lamerme mis jugos, primero lentamente, luego más deprisa, hasta que me corro por toda su cara.

Se ríe y se va.

Naomi, *24 años, bibliotecaria*

Cuando tengo novio, por lo general mis fantasías se refieren preferentemente a él, más que a un desconocido. A veces, durante la relación sexual, cuando él está decayendo, me centro en algún escenario que me ayude a llegar al orgasmo. Es porque en realidad hay algunas cosas que me gusta hacer en un momento determinado que son muy apasionadas.

Me gusta la idea de estar en una fiesta y que él me arrastre al lavabo, mientras la gente espera fuera haciendo cola. Está absolutamente impaciente por hacer el amor conmigo y me hace inclinar sobre la bañera y me toma por detrás. Es el hecho de que tiene que tomarme en ese momento lo que me excita. También es realmente excitante la manera de ser tan convincente. Me gusta la sensación de ser dominada.

Mi otra escena sexual en una fiesta consiste en que él me fuerza a hacer el amor poniéndonos encima de los abrigos, aun sabiendo que alguien puede entrar. De hecho, alguien entra, un amigo de él, y mi novio le dice que se quede para contemplar mi cuerpo y comprobar lo caliente que estoy. Su amigo quiere hacer el amor conmigo y aunque yo me niego, mi novio le dice que continúe. Al final, terminamos los tres en la cama en un loco enredo desenfrenado. Después todo se desvanece.

Rachel, *32 años, representante médica*

Tengo esta fantasía siempre que me masturbo. Está basada en una experiencia real que tuve con mi novio. Él siempre ha sido mi mejor amante.

Mi novio y yo estamos haciendo el amor. Me desliza sus dedos por debajo, tres se introducen en mi vagina, el pulgar me frota el clítoris. De pronto se detiene.

—Arrodíllate sobre la cama.

Lo hago. Se me acerca por detrás, me pone las manos a la espalda y me las ata. Se queda de pie junto a mí, tocándose el pene.

—¿Quieres? —susurra—. ¿Quieres que te folle?

—Sí, —le respondo.

Se pone detrás mío y sólo dice una palabra:

—Mírame.

Sé perfectamente a qué se refiere. En el vestidor hay un espejo que ofrece una buena visión de la cama. Giro la cabeza y le observo introducir el pene en mi conejito. Me agarra las caderas y me estira hacia él, las muñecas se me quedan apretadas entre nosotros. Me lo hace muy despacio, sacando ocasionalmente el pene e introduciéndomelo en el culo. Lo saca y, sonriendo maliciosamente, exhibe un consolador enorme. Extiende lubricante por la cabeza.

—Es demasiado grande —protesto.

—Probémoslo —me persuade.

La cabeza me presiona lentamente el ano. Ejerzo presión contra él y siento que la cabeza se introduce por ahí. No puedo creer que se introduzca tan fácilmente. Observo en el espejo a medida que se introduce profundamente en mi culo. Mientras me folla el coño, él va metiendo y sacando el consolador el trasero. Me pasa la mano libre por el cuerpo, acariciándome.

Estoy lloriqueando pero de placer. Me corro, aunque mi novio continúa metiéndome y sacándome el consolador. Hasta que me corro tantas veces que pierdo la cuenta y desfallezco.

Tengo esta fantasía ocasionalmente, por lo general coincide con la masturbación. En realidad nunca me ha sucedido, aunque creo que me gustaría experimentarla, pero únicamente con mi novio.

***Christina**, 31 años, científica*

Siempre he deseado que una mujer se haga cargo de mí y de mi marido y que tenga relaciones con nosotros. Así que imagino que ella me hace lamer su clítoris mientras mi marido la penetra, y también quiere que lama las pelotas mientras la está follando. Cuando se le sale el miembro, ella me «ordena» que se lo vuelva a meter con mi boca. Luego, una vez que ella ha tenido muchos orgasmos, se recuesta y bebe un vaso de vino o de coñac, mientras hace que nos chupemos mutuamente. A continuación vuelve a hacer el amor con nosotros.

***Margaret**, 34 años, ama de casa*

He descubierto que muchas mujeres tienen diferentes formas de fantasías de violación. Yo sé que las tengo. Está claro que las mujeres no desean la violencia extrema de una verdadera violación, pero muchas veces les gusta el elemento sorpresa y el comportamiento de sumisión que estas fantasías te permiten tener.

El decir a mi marido que «no» haciendo teatro, y hacer que él me *fuerce*, me hace sentir que me desea y me necesita. Eso me excita mucho. Pero eso no significa que quiera ser violada.

***Karen**, 24 años, secretaria personal*

Sueño que soy tomada; un apuesto desconocido me domina contra mi voluntad, me desnuda y me hace el amor violentamente. Yo no quiero, pero tampoco quiero que se detenga. Creo que busco esta sensación de pertenencia. Quiero saber que soy suya, que me necesita totalmente, me desea con todas sus fuerzas y, posiblemente, incluso me lo pide (de una manera muy cariñosa).

***Linda**, 21 años, estudiante*

No me preguntes por qué deseo una fantasía de violación. Eso me deja atónita. Me violaron cuando tenía 15 años. La violación duró aproximadamente cuatro horas. Y todavía tengo las cicatrices para demostrarlo. Me agarraron por el cabello y me arrastraron de espaldas por el porche de detrás de mi casa, (de cemento), eso es lo único que recordaré para siempre. Gracias a Dios no puedo ver las señales de los arañazos.

Sin embargo, después de la terapia, sé que lo que experimenté no fue una relación sexual. Se trataba de un joven torturado por su padrastro, y después de una pelea seria, se acercó a mi casa y yo le consolé. Él sabía que podía dominarme y lo hizo.

Para mí, la fantasía de ser violada es algo muy distinto de una violación real. Para mí, esta fantasía es algo que incluso puede resultar agradable. No sé si busco esta acción para recordar el pasado o qué, pero esto es más o menos lo que quiero. No seré explícita porque no todo el mundo quiere oír este tipo de cosas, pero esta sería más o menos mi fantasía... tal vez algunos la considerarán como una violación.

Tendría lugar en un lugar muy tenebroso... un cementerio, o un matadero, o algo así. Sería la primera vez para él. Combinaría el elemento sorpresa con el miedo extremo. Sería sexual, pero no abusiva. Muy seductora, muy asquerosa. Pero quiero que él me aterrorice. No quiero saber lo que vendrá después.

Me gustaría que me atase en el centro de la habitación... indefensa... mientras me ata, me «tortura»... y me provoca, y me hace rabiar.

¿Acaso tiene algún sentido todo esto? Tal vez se trate de violación, pero lo sería como fantasía en el más estricto sentido de la palabra.

***Anne**, 28 años, técnica de radio*

Esta es mi fantasía, basada en algo real. Este tipo era un imbécil, un alcohólico y un mujeriego, pero estuve con él mucho tiempo. Nunca tenía nada que decir, pero tenía un pene tan grande que yo siempre soñaba con él.

El mejor sueño era uno en el que oigo llamar a la puerta. La abro. Él no puede respirar. Jadea, «te he estado observando mucho rato» y me empuja contra la pared. Nos empezamos a besar y lo que me dice basta para hacerme sentir mojada: «Hazme lo que quieras».

Aquí es donde mi fantasía sustituye al sueño. Le echo al suelo y le ato las manos y las piernas. Enciendo una vela y empiezo a derramar cera por todo su cuerpo, poco a poco. Él grita y se retuerce, lo que me excita de manera increíble, porque es un tipo tan enorme... No me puedo creer que pueda reducirlo a eso. Pero al mismo tiempo el pene se le endurece como una piedra.

Cojo una pluma y se la paso por todo el cuerpo, Quiere correrse, pero no se lo permito, disminuyendo la presión siempre que parece que va a perder el control. Al final estoy muy caliente, pero aún sigo dominando. Me pongo encima de él (en la vida real, siempre que hacía el amor me ponía debajo) y establezco el ritmo, haciendo que dure horas, hasta que él me implora y me ruega literalmente. Finalmente, permito que los dos nos corramos.

Anónimo

Mi fantasía sería tener una relación sexual larga y apasionada en la playa junto a la orilla del mar a la salida del sol. Yo sería la que iniciaría la relación, lo que es algo que normalmente no hago. Sé que disfrutaría de la experiencia al máximo, porque yo dominaría y decidiría cuándo sería el momento adecuado de llegar (a menudo, mis amantes son demasiado rápidos para mí).

***Helen**, 30 años, investigadora fotográfica*

Tenía un jefe que estaba como un tren. estuvimos a punto detener una aventura. Nunca sucedió nada, pero yo fantaseaba de lo que podía haber sido... Un día él me hace pasar a su despacho.

«Siéntate», me ordena, «ya sabes que te encuentro muy guapa...» Le pregunto si esta es la razón por la que me ha hecho pasar al despacho.

«¿Por qué crees?» contesta Jack. Salta de detrás de su mesa y estira su cuerpo ancho. Sin mirarme, Jack se saca la corbata y se desabrocha la camisa. Yo me quedo contemplándole, entre divertida y sorprendida (sólo un poco sorprendida). Es guapo, abdomen cincelado, pecho bien formado y con la piel delicadamente bronceada. Le miro a los ojos, muy azules. Están rogándome que me acerque a él.

«Sácate alguna cosa», dice Jack con firmeza.

Empiezo a marcharme, pero él me dice que me detenga o me despedirá. Necesito demasiado el trabajo para arriesgarme.

«Mira mi cuerpo», me ordena.

Jack se saca la camisa del todo. Tiene unos brazos largos y fuertes, ahora puedo verle todo el torso. Empiezo a sentirme húmeda. Se saca los pantalones y se queda de pie delante de mí, su erección empuja los calzoncillos de diseño. Me levanto contra mi voluntad, me dirijo hacia él y me echo en sus brazos. Percibo el olor a una loción de afeitado carísima, puedo sentir el calor de su cuerpo y cómo le late el corazón. Me quita la ropa, me saca la blusa, me desabrocha el sujetador con manos expertas, sólo me deja las bragas. Protesto a medias, estoy deseosa, pero tengo la sensación de que me está obligando a hacer algo contra mi voluntad, sin embargo él no me hace caso.

«Vamos, chica, me excitas», dice Jack, tocándome los pechos y acariciándome los pezones.

Yo no puedo. Se baja los calzoncillos. Tiene un pene largo y grueso y está temblando por la excitación sexual. Gime lo suficientemente fuerte para que le oigan en la oficina.

Arrancándome las bragas, me empuja sobre el escritorio y me introduce la verga endurecida. No me puedo aguantar. Grito. Mientras sigue arremetiendo cada vez más deprisa, siento sobre mí su cuerpo musculoso. Tiene el rostro desencajado y a cada impulso siento que está a punto de llegar al orgasmo.

En mi interior siento que voy a estallar al contemplar ese cuerpo perfecto. Me dejo ir, la intensidad de mi orgasmo nos coge a los dos por sorpresa. Suelta el semen dentro de mí en tres lentas sacudidas. Se aparta y recoge su ropa, diciendo, «Gracias, Helen. Esto es todo».

Me visto y regreso a mi escritorio, segura de que todo el mundo sabe lo que ha sucedido por mi rostro encendido.

***Amanda**, 21 años, estudiante*

Me invento fantasías no sólo para provocarme un orgasmo, sino también para divertirme y dejarme ir por el placer sensual. En una de mis fantasías preferidas me imagino en mi cama de gran tamaño con las manos atadas a la cabecera. Al estar atada no puedo controlar a mi marido, ni a las dos mujeres pequeñas y hermosas que me están dando masajes con aceite y se turnan para satisfacerme. Hacen que me corra una y otra vez, hasta que me encuentro literalmente exhausta y sollozando. Después duermo realmente bien.

***Vicky**, 31 años, escritora*

Hoy soy su ama y él es mi esclavo.

—¿Comprendes bien lo que esto significa? –pregunto.

—Sí —contesta, sólo para ser reprendido.

—Cuando te hable, has de responder «Sí, señora» y si no te hablan, has de permanecer callado ...¿Ha quedado claro? Se oye un «Sí, señora» muy quedo. No estoy segura de que él se sienta intrigado por mi plan, pero decido seguir.

—Quiero que siempre vayas desnudo en mi presencia, y tu único objetivo será satisfacerme. Ahora te pediría que me desnudases y me preparases una ducha. —Él hace lo que se le pide y puedo ver que está excitado por esta nueva experiencia.

Una vez que me ha desnudado voy al cuarto de baño y le acerco la maquinilla de afeitar. Entro en la ducha y le pido que me depile. Me extiende crema de afeitar por las piernas. Una vez que me ha depilado bien las piernas, le digo que lo ha hecho estupendamente, pero que quiero que también me depile el conejito. Los ojos se le salen de las órbitas, pero se pone a trabajar con mucho cuidado, a veces me mete los dedos, a veces me separa bien las piernas, pero se mantiene obediente y se dedica a su trabajo hasta que termina. Ahora la verga se le ha puesto muy dura y va tambaleando delante de él, mientras sigue la siguiente orden de lavarme el cuerpo y el cabello. Sus manos se deslizan con suavidad por mi cuerpo, pero nunca se entretienen, me estoy excitando mucho. El agua corre por mi cuerpo cuando le digo que se meta en la ducha y se arrodille delante de mí.

—¡Quiero que hagas que me corra! Su lengua se lanza a mi ardiente conejito mientras me separa los labios ahora depilados. Siento que sus dedos resbaladizos juegan en mi culo y pronto uno, luego dos dedos giran rápidamente en su interior. Mientras que me chupa el clítoris entre los dientes, me pongo tensa y, a continuación, grito, cuando un violento orgasmo me recorre todo el cuerpo.

Empujo su cara con fuerza hacia mí y me corro durante lo que me parece una eternidad. Mis rodillas tiemblan, pero él percibe mi apuro y me sujeta sin dejar de atacar mi cuerpo.

Cuando me recompongo le digo que se bañe y después se masturbe mientras le contemplo. «Sí, señora», contesta alegremente, contento de pensar en relajarse. Empieza a tocarse su polla dura como una piedra y en poco rato el cuerpo se le pone rígido y se le tensan los músculos de las piernas.

¡Le ordeno que pare! Él me mira, rogándome con los ojos, pero hace lo que se le ha dicho. Salimos de la ducha y después de secarme a mí y a él, nos retiramos al dormitorio.

Le ato a los barrotes de latón, y me inclino para lamerle con suavidad la cabeza púrpura de su miembro. Le provoco con mi lengua. Al cabo de un buen rato, cojo un vibrador y me lo aplico meticulosamente en mi conejito hasta que estoy a punto de llegar a otro orgasmo. Me encanta ver su cara..., esa mirada que me observa mientras me masturbo... Está intentando forzar las ataduras.

—¿Señora, puedo hablar? —asiento y él me ruega que le permita correrse.

—Por favor, señora, me voy a desmayar, me duele... déjame provocarte otro orgasmo y después permíteme que me corra.

Me sonrío por su sinceridad, pero antes de soltarle, cojo el vibrador ahora mojado y lo introduzco lentamente en su culo. Gime en una mezcla de satisfacción y de dolor; luego el placer se refleja en su rostro.

Finalmente, le libero de las ataduras de seda. Lo tomo en mis brazos y me penetra. Nunca le había visto tan caliente. Follamos de forma salvaje, enseguida llegamos al orgasmo los dos a la vez y luego hacemos el amor durante mucho rato. A la mañana siguiente, cuando sale el sol, caemos dormidos abrazados el uno al otro, exhaustos y satisfechos.

Katrina*, 28 años, directora de un restaurante*

Soy una débil princesa encadenada por un monstruo diabólico en una mazmorra, un tipo inmortal del infierno. A veces me visita tres o cuatro veces al día y cada vez yo me excito con aterradora anticipación. Me instruye sobre las posiciones y yo debo obedecer o seré castigada. Cuando se marcha, descanso, como un poco y espero a que vuelva a venir. Él es toda mi vida.

Cherine*, 29 años, directora*

Permití que me viniera a ver un chico con el que hacía poco que habíamos roto. En vez de que sea él quien da primer paso, que es como suelen ocurrir esas cosas, yo le provoco directamente, desnudándome, sentándome a horcajadas sobre sus piernas. Él trata de controlarse, se desespera, me ruega, pero yo le digo que no, que no puede penetrarme. Cuando llego al orgasmo, me doy la vuelta y me quedo dormida, dejándole insatisfecho.

Alyssa*, 31 años, promotora de ventas*

Soy una profesional de éxito, con mucha confianza y seguridad en mí misma. Exijo y recibo respeto de mis relaciones. No tengo miedo de tomar decisiones importantes. El ser dominada en mis relaciones de amistad, sexuales o de cualquier otro tipo, va contra todo lo que yo creo y, sin embargo... las insinuaciones de mi novio sobre la dominación y la sumisión han alimentado mi mente constantemente. Tim ha mencionado varias veces la idea de que me convierta en su esclava durante el fin de semana, aunque enseguida bromea sobre ello. Mis fantasías han sido invadidas por diferentes posibilidades. Ésta es una que estoy pensando en compartir con Tim.

Suena el teléfono justo antes de que suene el despertador. Descuelgo y escucho a Tim, que en voz muy baja me dice que llame al trabajo diciendo que estoy enferma y que vaya a su casa. Me necesita. Impulsivamente le digo que sí, de todos modos es viernes y he pasado una semana muy dura. Cuelgo el teléfono. Llamo a la oficina y les digo que no iré y me ducho.

El teléfono vuelve a sonar cuando salgo de la ducha. Cojo una toalla y corro a cogerlo. Antes de que pueda decir nada oigo la voz de Tim. «Ponte la gabardina negra, tacones altos y nada más». Se corta la comunicación.

Mientras me seco el pelo pienso sobre lo que me ha dicho. Es una idea estúpida... de hecho es una locura, sin embargo me excita. Me llama la curiosidad y eso atrae a la «chica descontrolada» de mi juventud que ahora mantenía escondida en mi interior. Él no vive demasiado lejos... ¿qué podría ocurrir desde mi casa a la suya? Nunca sabré sus planes a menos que le siga el juego (al fin y al cabo es un juego, ¿no?)

Cojo mi bolsa de piel y apresuradamente meto unos pantalones tejanos, una camiseta de algodón y unas bragas para ponerme después. Me pongo unos zapatos de tacón alto de color negro y después la gabardina, que noto fría al tocarme la piel. Me ato fuertemente el cinturón.

Brilla el sol, pero el aire todavía es frío cuando salgo por la puerta. Al dirigirme a mi coche puedo sentir el frío debajo de la gabardina. Parece que me está estimulando los muslos y más arriba: contrasta fuertemente con el calor que noto entre las piernas.

Mi cuerpo se estremece mientras conduzco y cuando llego a casa de Tim estoy tan excitada que puedo notar que la humedad me baja por los muslos. Cuando llego a la puerta me tiembla la mano.

La puerta se abre justo cuando toco el picaporte y en vez de encontrarme a Tim desnudo y preparado para mí como me había esperado, está vestido con mi traje negro preferido. Me hace entrar y se queda detrás contemplándome.

«Ábrete la gabardina». Habla con delicadeza, pero con convicción. Me abro la gabardina y me quedo delante de él, dejando al descubierto mi cuerpo desnudo.

«Muy bella. Has cumplido bien mis órdenes. Sácate la gabardina y escucha mis palabras atentamente. Hoy eres mía... te adoro y te voy a dar más placer del que nunca hayas podido imaginar, pero debes recordar que me perteneces. No harás nada que no te diga yo; tomaré todas tus decisiones. Seré tu fuente de energía y de poder. ¿Entendido?»

Casi no puedo hablar, mi mente va muy deprisa, pero encuentro mi voz y susurro un «Sí» muy bajo.

Tim sonríe, sus ojos son cariñosos y atentos, luego vuelve a decir: «puedo asegurar que estás muy excitada. Eso me satisface, pero tengo que ir al despacho durante alrededor de una hora. Quiero que me des placer antes de irme».

Como si estuviera hechizada me arrodillo, le bajo la cremallera y le libero el pene semierecto. Noto que aumenta de tamaño cuando mis labios le acarician la punta. Lamo el miembro, moviendo la lengua con confianza, mojándoselo para que la boca se mueva con más facilidad arriba y abajo. Siento sus manos en la nuca, guiándome y a medida que aumenta la velocidad de mis movimientos, chupo con más fuerza. Dejo caer mi mano entre las piernas buscándome el clítoris; le doy unas vueltas y todo mi cuerpo se estremece.

Tim vuelve a hablar. «Retira tu mano. No te he dicho que puedas tocarte, ¿verdad que no? Yo te diré lo que has de hacer». Me dirige la cabeza con fuerza mientras habla. Puedo notar que el cuerpo se le pone tenso por el orgasmo mientras me sujeta la cabeza firmemente contra su ingle. Lanza un gemido justo antes de llegar en un rápido impulso.

Tim retrocede y mientras se arregla la ropa me explica su plan tranquilamente. «Mientras estoy fuera, permanecerás desnuda. No debes tocarte, ni desfogarte de ninguna manera. Te he dejado el vídeo preparado. Cuando me haya ido te has de sentar y mirar el vídeo que he escogido para ti. Estaré de vuelta para cuando la película haya terminado, pero quiero que sepas que estaré pensando en ti mientras acabo mi trabajo». Diciendo esto, se marcha, cerrando la puerta tras él.

Mi desnudez me hace sentir expuesta y vulnerable. Me siento muy confusa, sin embargo encuentro que toda esta escena es increíblemente excitante. De inmediato sé que voy a seguir sus órdenes y ver a dónde me llevan.

Me siento en el sofá de piel y la suave y fresca superficie me hace sentir un escalofrío. Enciendo el vídeo y espero a ver lo que Tim ha escogido para mí. Es una aventura erótica en el sueño de una mujer. La fotografía es excelente y cada secuencia me conduce al borde del orgasmo. Me siento hipnotizada igual que esa bella mujer que está siendo llevada al éxtasis por su servicial esclava. Mientras observo que un hombre lame y atiende el goteante sexo de esta misma mujer, descubro que estoy intentando llegar de nuevo hasta mi clítoris. Al recordar las órdenes de Tim, retiro la mano, pero cada vez encuentro más difícil quedarme sentada tranquilamente.

Justo cuando el vídeo se está terminando, se abre la puerta y entra Tim.

«¿Cómo te va? ¿Has hecho lo que se te ha dicho?» pregunta. Yo susurro «Sí». «Entonces ven aquí», me ordena. «¿Te ha gustado la película? Comprobémoslo». Asiento con la cabeza, acercándome hacia él, desconfiando de mi voz. Me quedo de pie delante de él y espero durante lo que me parece mucho tiempo.

Tim me mete los dedos delicadamente. Su pulgar me roza el clítoris y de mis labios se escapa un suspiro. Me habla mirándome directamente a los ojos, «Ahh, sí, has sido una buena chica. Estás muy mojada. Serás recompensada». Su pulgar continúa su magia sobre mi clítoris endurecido, pero se detiene de golpe justo cuando me estoy acercando al orgasmo. Empiezo a hablar, pero Tim me pone los dedos humedecidos sobre mis labios para tranquilizarme. «¡Shhh! Vamos a la habitación y quítame la ropa. Quiero estar más cómodo».

Le desnudo poco a poco. Anhelo besarle y sentir el calor de su cuerpo junto al mío, pero por el momento sigo centrada en mi tarea.

Desabrochar cada botón parece llevarme una eternidad entre mis temblorosos dedos. Tim me da permiso para tocarle el cuerpo si lo deseo. Cuando está desnudo mis dedos juegan con el cabello de su pecho y mis labios estimulan sus pezones. Puedo sentir su erección contra mí, pero cuando muevo las caderas para colocar su verga entre mis piernas, él se aparta.

Me dice que me estire en la cama. Me coloca unas almohadas bajo la cabeza y se asegura de que esté cómoda. Vierte aceite sobre mis pezones y después poco a poco por mi cuerpo. Siento cada gota caliente, a medida que mi cuerpo corresponde. Me quedo allí sin moverme, esperando a que me toque, pero eso no llega. Empiezo a retorcerme. Al cabo de lo que parece una eternidad, empieza a extenderme el aceite por el cuerpo expectante. Empieza por mis pechos, dando vueltas alrededor de mis pezones entre sus dedos y amasándome los pechos con las palmas de las manos. Me da masajes lentamente, variando la presión. Ahora sus dedos están lo suficientemente resbaladizos para escabullirse de mis pezones cuando los pellizca y yo arqueo la espalda para volver a su encuentro. Empiezo a mover las caderas a un ritmo regular y ahora mis gemidos son casi continuos. Quiero a Tim más de lo que nunca he querido a nadie con anterioridad. Siento mi sexo hinchado y preparado, pero no hay perspectivas de alivio.

Dirige sus manos hacia abajo por mi vientre. Con un dedo dibuja con delicadeza pequeños círculos sobre el bello del pubis, luego los dirige entre mis humedecidos labios para estimularme el clítoris. De pronto me muevo hacia él, pero se aparta. Estira la mano más abajo hacia el interior de mis muslos y los acaricia con firmeza. Se toma su tiempo y vuelve a dirigirse hacia arriba, cogiendo los labios de mi conejito entre sus dedos y acariciando cada uno repetidamente. Abre mis labios más sexuales y toca la suavidad aterciopelada de su interior. Pasa el dedo arriba y abajo, a veces con tanta delicadeza que apenas puedo sentirlo.

Mi cuerpo está clamando alivio. Cada terminación nerviosa parece estar ardiendo. El contacto de sus dedos me hace temblar con una pasión que no había conocido nunca anteriormente. Tim habla muy bajo por primera vez desde que me ha tocado. «Debes confiar plenamente en mí. No llegarás al orgasmo hasta que yo te dé permiso».

Desciende su cuerpo entre mis piernas y las me separa mucho. Sus dedos me abren el conejito y él deja sentir su ardiente respiración en mi humedad. Trato de moverme hacia su boca, pero me sujeta con firmeza. Intento centrarme en la intensidad del momento.

Su lengua me toca el clítoris y yo lanzo un grito ahogado por el contacto. Él lo excita con la punta de la lengua, después empieza a chuparlo delicadamente con los labios. Me mete los dedos, separándome bien las piernas y llevándome otra vez al límite. Espera hasta que me calmo. A continuación, sigue lamiéndome despiadadamente. Se detiene otra vez... esperando a que me tranquilice. Esta vez me lleva más tiempo. Sabe que estoy llegando al límite. Pronto el placer de la tensión que él ha originado se convertirá en una experiencia dolorosa. Va a dejar que me excite otra vez y, luego me garantiza el descanso.

Se echa a mi lado, acariciándome el cuerpo mientras mi respiración vuelve a la normalidad. Me trae un vaso de agua. Cuando parece que me he calmado, se vuelve a dirigir entre mis piernas. No hay modo de sujetarme ahora. Rápidamente me vuelvo a poner en un estado de agitación exagerado. Mis caderas se mueven salvajemente bajo su cabeza. Mi respiración vuelve a ser entrecortada y esta vez, cuando Tim nota que el cuerpo se me pone tenso, me chupa el clítoris entre los dientes y me pellizca los pezones con fuerza. Grito cuando llego al orgasmo. Los espasmos son interminables y mi cuerpo se agita mientras Tim saborea, en su boca y con delicadeza, el néctar caliente. Por unos segundos pierdo de vista la habitación, mientras me centro completamente en las oleadas de orgasmos que me recorren una y otra vez.

Él mueve el cuerpo hacia arriba y guía su pene a mi interior. Lo mueve lentamente dentro y fuera... el control de sí mismo es tan devorador como su control sobre mí. Mis caderas se mueven cada vez más deprisa debajo de él. Nuestros cuerpos se convierten en uno sólo, moviéndose al unísono con un solo objetivo. Nuestros orgasmos se suceden uno tras otro... los dos ardemos con una pasión desconocida. Exhaustos, nos dejamos caer el uno al lado del otro, tocándonos, besándonos. Espero la próxima orden.

***Haley**, 29 años, profesora*

Nunca he probado el sadomasoquismo, pero siempre me ha llamado la atención. Así es como me imagino que sería. Tengo una cita con un hombre que he visto con regularidad. Ya hemos hecho el amor anteriormente, pero hoy, cuando se desnuda, tiene una sonrisa maliciosa en el rostro. Se gira hacia la mesita de noche y saca alguna cosa. Se da la vuelta, su mirada es una pregunta mientras sostiene unos cuantos pañuelos de seda, largos y de color rojo.

Un escalofrío me recorre la columna vertebral, pero asiento ligeramente.

Me indica que debería estirarme sobre la cama. Me estiro, separando las manos y las piernas, mis manos se agarran a la cabecera. Desliza un pañuelo alrededor de un tobillo, lo rodea y lo ata a los pies de la cama. Pronto extiende y ata la otra pierna.

Se dirige hacia el cabezal de la cama y ata una muñeca, a continuación ata la otra. Finalmente me ata firmemente un pañuelo alrededor de los ojos, tapándome la vista.

Oigo que sale de la cama y se va de la habitación. Regresa al cabo de poco rato y se sienta a mi lado. Siento un líquido entre mis pechos, chorreando por el escote.

Me excita durante lo que parecen horas. Una y otra vez estoy a punto de llegar al orgasmo, pero siempre deja de estimularme antes de que pueda llegar. En este punto, yo le estoy rogando que me satisfaga, llorando y suspirando de un modo que no suelo hacer cuando hacemos el amor.

De repente, se queda quieto otra vez. Le oigo hurgar en la mesita de noche junto a la cama. De pronto siento un golpe en la piel. Me está golpeando con lo que parece una fusta de piel. Me imagino que la odiaré, pero en realidad, me hace sentir un cosquilleo en la piel.

«¿Todo bien?» me susurra. Asiento con vacilación. Me golpea repetidamente. Siento que voy a correrme. Justo en el momento que voy a explotar, me penetra con su pene y nos azotamos mutuamente en un orgasmo desenfrenado.

Wendy*, 27 años, camarera*

Mi novio está cabreado, habíamos quedado que nos encontraríamos en el bar, pero yo me he olvidado. Me tira sobre las rodillas para darme una lección, pero cuando empieza a zurrarme, nos excita a ambos y terminamos teniendo un orgasmo a la vez, mientras me pega repetidamente en las nalgas.

Belinda*, 29 años, comadrona*

Estoy en una cama antigua con dosel con un tipo muy guapo, cuando de pronto saca un par de esposas y un látigo. En la fantasía me pone una máscara sobre los ojos y me esposa a la cama. Respiro con dificultad, me siento indefensa como para lograr que pare de torturarme maliciosamente durante horas.

Al final me suelta las esposas. Me dice que era una prueba para ver cuánto podía soportar y que soy admirable y siempre me amará.

Lisa*, 23 años, planificadora de mercado*

Me gusta la idea de representar un papel. Tal vez representar a una pequeña virgen inocente forzada a hacer el amor por primera vez. O quizá representar a una princesa árabe y hacer que mi novio sea mi esclavo. Que tenga que hacer todo lo que yo le diga, tanto si tiene que ver con el sexo como si no.

Otra de mis fantasías favoritas es ser violada por una banda de adolescentes. Como son jóvenes e inexpertos, termino controlándoles y enseñándoles a hacer el amor. La idea de encontrarme en estas situaciones en las que no tengo todo el control o ninguno me parece sensual.

Samantha, *26 años, esteticista*

Me asusto cuando él me esposa los brazos y las piernas a la cama. No le conozco lo suficiente y estoy poniendo mi destino en sus manos. Empieza a besarme todo el cuerpo, me pasa la lengua por todas partes, excepto los pechos y el pubis. Me retuerzo, intentando hacer que él se dirija hacia donde yo quiero, pero el metal se me clava en las muñecas y los tobillos.

«Para, quédate quieta», me ordena. «Yo decido cuándo y dónde tocarte».

Aterrorizada, dejo de moverme. Finalmente, después de lo que parece una eternidad, hunde la cabeza entre mis piernas y sopla ligeramente, de modo que pueda sentir su calor en mi clítoris. A continuación, su lengua desciende, dura. Casi grito de alivio cuando me corro, pero él sigue besándome y lamiéndome, haciendo que me excite otra vez. Al cabo de unos minutos vuelvo a llegar.

Esto continúa durante lo que a mí me parecen horas. Al final, grito que ya no puedo soportarlo más tiempo, pero me dice que él decide cuándo terminaremos. Justo cuando creo que voy a desplomarme exhausta, se pone encima de mí. Si no fuera por las esposas, le haría bajar. Pero estoy atrapada e, increíblemente, noto que estoy a punto de tener otro orgasmo cuando me penetra. Los dos llegamos a la vez. Me suelta las esposas y me lava con delicadeza la piel con un pañuelo perfumado.

Selina, *27 años, modelo*

Estás profundamente dormido, pero te despiertas cuando notas mi boca en tu pene. Intentas tocarme, pero tus manos están atadas a los barrotes de la cama con dos de mis pañuelos de seda.

Ahora que te has despertado, retiro la boca de tu miembro y me arrodillo sobre tu pecho. Mi coño está demasiado lejos para que tú lo toques, aunque lo intentas con todas tus fuerzas. Me retiro un poco hasta que tu miembro endurecido me golpea el trasero, pero por el momento no vas a follarme. Cojo un vibrador enorme y lo unto de grasa. Me lo introduzco con fuerza, metiéndolo y sacándolo, hasta que mis jugos fluyen sobre ti.

Puedes sentir su calidez, a medida que se te van desparramando por encima. Me ruegas que te satisfaga, pero no lo hago. Retiro el vibrador y pongo el pubis encima de tu boca. Empiezas a lamerme el clítoris mientras me balanceo encima de ti. De vez en cuando te pongo el ano y tu lengua se hunde en su interior. Me corro rápidamente, el jugo se derrama por tu cara.

Me apoyo y me inclino hacia delante, pidiéndote que me lamas y muerdas mis endurecidos pezones. Al mismo tiempo, alargo la mano y empiezo a acariciarte la verga. Finalmente, retrocedo y me bajo hasta tu miembro, dejando que éste me penetre hasta el fondo de la vagina. Me muevo arriba y abajo de tu miembro palpitante, hasta que explota en mi interior. Nuestros jugos encharcan toda la cama. Utilizo la lengua para limpiarte el miembro, el vientre y, finalmente el rostro. Te desato y lo volvemos a hacer.

***Sandra**, 27 años, asesora de marketing*

El sadomasoquismo es algo que siempre he querido probar, pero me siento demasiado turbada para decírselo a mi novio Steven. En mi fantasía, estamos haciendo el amor. Él me sonríe, diciéndome que tiene una idea. Busca en el armario y regresa con algunos pañuelos de seda. Me ata a la cama.

Lucho un poco, pero lo deseo. Con poco entusiasmo, digo «detente», pero Steven me hace callar con un beso, murmurando que debería estirarme y disfrutar, porque me va a hacer enloquecer. Me empieza a acariciar por todo el cuerpo, prácticamente no deja ni un rincón sin tocar. Un toque ligero aquí y allá, su lengua presionando mi carne. Gimo y lucho por soltarme, me siento enteramente a su disposición. No puedo tocarle, ni poner las manos donde yo quiera.

Me estimula durante mucho rato antes de bajar finalmente su boca hasta la vagina, introduciéndome la lengua. Me separa bien los muslos, su lengua saborea mi clítoris. Lucho contra mis ataduras cuando me llega el orgasmo.

Capítulo 5

Mirar y ser mirada

Introducción

Te encuentras de pie delante de tu amante. Te quitas la ropa lentamente, pieza por pieza, mientras él te contempla. Te sientes un poco cohibida, pero a la vez excitada al sentir sus ojos sobre ti, comprendiéndote, deseándote. Su pene está duro, erecto, señal de que te necesita. Contemplarlo te estimula.

La fantasía de contemplar puede tomar muchas variaciones. Algunas mujeres se imaginan que son actrices sensuales, desnudándose o vistiéndose en un espectáculo pornográfico, haciendo enloquecer a mucha gente con sus cuerpos y habilidades. Otras fantasean que están haciendo el amor muy bien mientras la pareja les observa. A algunas les gusta imaginar que están mirando cómo hacen el amor otras personas.

Es corriente y especialmente positivo que las mujeres se imaginen que son el objeto de deseo. La atención, puesta en un contexto sexual, es una forma de proyectarse a uno mismo en el centro de atención y de poder, un papel que pocas mujeres consiguen realizar en la vida real. El resultado es una sensación de bienestar con una misma.

Aunque también implica un elemento de peligro, especialmente cuando la fantasía consiste en hacer el amor en público. Para muchas personas, el peligro y el riesgo son afrodisíacos. Nos excitamos con más intensidad cuando estamos un poco desequilibrados, inseguros, preparados para el peligro extremo, entre el éxtasis y el desastre. Por eso a algunas personas les gusta la provocación de una fantasía que implica ser llevado por la pasión al punto en el que se hace algo prohibido y con riesgo de ser atrapados.

En lo que respecta a las fantasías de contemplar a otras personas haciendo el amor, la idea de que las mujeres no se excitan por las escenas pornográficas es una tontería, un mito sexista; lo que sucede es que casi todo el material porno del mercado está pensado y realizado para los hombres.

Todas somos *voyeurs* en secreto, todas nos damos cuenta de lo que es sensual y nos gusta contemplar cosas sensuales. Los estudios demuestran que las mujeres no sólo se excitan por los cuerpos desnudos, masculinos y femeninos, sino que el mercado femenino de las películas X aumenta.

La emoción principal de este tipo de fantasías, sea cual sea la dirección que tomen, es la del «observador desapercibido que contempla».

***Jenny**, 27 años, antropóloga*

Una de las cosas que me encantan es nadar por la noche, pero nunca he sido tan atrevida como para nadar desnuda. El pasado verano cuidaba de una casa y, aunque el patio era casi privado, siempre existía una posibilidad de que alguien pudiese verme.

Una noche de agosto, cuando me encontraba sola en casa decidí atreverme. Tenía calor, me sentía pegajosa y el bañador se me pegaba al cuerpo cuando salí deprisa a la terraza. Me metí en el agua y decidí («¡qué demonios!») quitarme el bañador. Lo lancé al suelo y, mientras nadaba hacia el otro extremo de la piscina, noté que el agua me acariciaba el cuerpo. Nunca había sentido algo así... era como ser acariciada ligeramente con plumas por todo el cuerpo.

Mi fantasía empieza aquí. Estaba empezando a sentir el efecto del agua en mi cuerpo. Me llevé la mano a un pecho y empecé a acariciarme el pezón, que estaba empezando a endurecerse. Sentí el chorro de agua que palpitaba contra la carne... y comencé a tener una idea... me puse delante del chorro y me deslicé hacia abajo hasta que el chorro me tocase los labios del pubis. La fuerza del chorro me produjo escalofríos por todo el cuerpo. Me puse más cerca del chorro y éste palpitó dentro de mí. Empecé a moverme arriba y abajo, dejando que palpitase en mi interior. Cada vez que bajaba movía mis caderas hacia delante por encima del chorro. Quería correrme rápidamente porque tenía miedo de que alguien me viera, pero al mismo tiempo, la sensación fue tan deliciosa que quería que hubiese durado eternamente.

***Danielle**, 27 años, enfermera*

Nunca he sido capaz de tener fantasías durante las relaciones sexuales, ya que me he implicado demasiado con el mismo hombre y mis propias sensaciones. En cambio, siempre me imagino ésta mientras me estoy masturbando: Tengo una granja de caballos y he puesto un anuncio para pedir ayuda durante el verano. Llaman al timbre de la puerta y allí fuera se encuentra un hombre alto y fuerte. Pide trabajo, le digo que puede pintar el granero.

Me pongo uno de mis mejores vestidos, el que lleva botones por toda la parte de delante. Durante todo el día voy fuera y le llevo bebidas y bocadillos y cosas ligeras. Cada vez que salgo me desabrocho otro botón, hasta que le desconcierto. Al final del día, me agarra y casi me saca el vestido del cuerpo.

Nos sentimos tan arrebatados que no oímos el sonido de unas pisadas que se aproximan. Son mis otros cuatro trabajadores, todos ellos me han deseado durante meses. Nos han oído y se han acercado a mirar. No me importa, estoy dominada por la pasión. Me muevo desnuda y doy un espectáculo, montando al desconocido como si estuviese montando a uno de mis caballos. Nos sacudimos y balanceamos de un orgasmo a otro, mientras todos los demás aplauden hasta que caemos exhaustos.

Clarissa, *26 años, diseñadora*

Aunque generalmente hacemos el amor en la cama con las luces apagadas, en mi fantasía preferida me veo de pie frente al espejo bajo unas luces brillantes.

Me imagino que estoy en el probador de unos lujosos almacenes, probándome un vestido escotado de seda que me realza los pechos, ceñido al talle y con vuelo sobre las caderas. En la vida real nunca me pongo nada tan llamativo, pero me queda muy bien este vestido negro tan provocativo. Asomo la cabeza al pasillo y llamo a mi amante, que me está esperando. Le hago una señal desde el probador, luego echo el pestillo a la puerta y giro la cara para mirarle. Puedo asegurar que le gusta lo que ve. Me levanta sobre un banquillo delante de los espejos y empieza a pasarme las manos por encima del vestido y de mi cuerpo. Pasa la mano debajo del vestido y me saca las bragas de encaje. A continuación, esconde rápidamente la cabeza debajo del vuelo de la falda y empieza a besarme y a lamerme. Mis caderas empiezan a moverse en el ritmo familiar que me llevará al orgasmo. Nos observo en el espejo mientras nos corremos.

Sonriéndome con descaro, decido comprarme el vestido después de todo.

Chrissie, *26 años, estudiante de derecho*

Mi novio y yo hemos estado buscando muebles para nuestro nuevo apartamento por toda la ciudad. Paramos en casa de mis padres para beber algo, y decido enseñarle a mi prometido mi antigua habitación. Mi cama todavía está allí y, por alguna razón, nos estimula el probar mi antigua cama con mis padres justamente debajo de nosotros en la cocina. Estamos tan calientes y excitados que no vigilamos el ruido que hacemos. De repente oímos que mi padre llama a la puerta. Está preguntando si todo va bien. Nosotros sabemos que tendríamos que parar, él está abriendo la puerta. Pero no podemos. Estamos demasiado embargados por la pasión. Y en una parte recóndita de mi mente, me doy cuenta que estoy deseando que mi padre nos vea, nos contemple cómo llegamos al orgasmo. Lo hace.

No sé qué significa esa fantasía. Sé que no quiero hacer el amor delante de mi padre o hacer el amor con él. Creo que tiene poco que ver con el sexo y mucho sobre mi relación con mi padre. Mi padre siempre ha sido una persona muy crítica y estricta y creo que hacer el amor satisfactoriamente delante de él tiene algo que ver con el deseo de algún tipo de aprobación por su parte.

Anónimo

Mi fantasía consiste en decirle exactamente a mi chico lo que le voy a hacer y mantenerle en suspense sobre cuándo y dónde tendrá lugar. Después, cuando vamos a la ciudad (algún lugar bonito y público), llevaré puesto muy discretamente (debajo de mi enorme abrigo largo) ropa interior muy provocativa. Cuando sienta que le deseo, le llevaré al baño y daré el primer paso.

Le frotaré lentamente mi cuerpo arriba y abajo. Entonces, cuando esté a punto y duro, le tomaré dentro de mí y le apretaré hasta el orgasmo. Después, nos daremos cuenta que no habíamos cerrado la puerta y que el lugar está lleno de gente que nos está mirando.

***Sarah**, 20 años, asistente de marketing*

Una de mis fantasías es estar trabajando hasta tarde en la oficina, con nadie más, y hacer que mi novio se me acerque por detrás y empiece a frotarse contra mí, hasta que esté muy estimulado... poniéndome realmente húmeda mientras lo hace. Después de haberme excitado extraordinariamente, me levantará la falda, me sentará sobre el escritorio y haremos el amor encima de la mesa en todas las posiciones imaginables.

Al día siguiente el jefe me llama y poniéndome sobre la mesa un vídeo de seguridad, dice que sabe lo que ocurrió la noche anterior. Me dice que la única manera de salvar mi empleo es hacerle una felación. Como él me resulta secretamente atractivo, la cosa no es tan terrible como suena.

Antes de empezar le pregunto si ha apagado la cámara de seguridad. Se sonríe y yo sé que no lo ha hecho, que tiene la intención de grabar nuestros episodios cotidianos y mirarlos posteriormente. Eso aún me excita más y le hago la mejor mamada que nunca le han hecho.

***Tanya**, 24 años, recepcionista*

Me gusta hacer el amor con cierto riesgo, con algo de peligro, con la posibilidad de ser descubierta. Mi escenario preferido consiste en tener relaciones fuera del dormitorio y en la carretera. En la típica aventura, mi novio y yo preparamos un picnic y nos dirigimos a la playa. Por lo general nunca llegamos a comer. Buscamos un lugar aislado, caminando hasta que no se ve a nadie.

Extendemos la manta, encendemos la radio portátil, y nos echamos a los brazos del otro. El aire salado refresca. El sol calienta. El constante romper de las olas establece un ritmo suave, un descanso de las prisas de la ciudad, del ruidoso tráfico. Nos abrazamos, enterrando nuestros rostros en la nuca del otro, mordisqueándonos con pequeños besos.

Buscamos algo más, los dedos presionan y las lenguas lamen todos los lugares claves, mientras los bañadores se van deslizando hasta los tobillos. La amenaza es que en cualquier momento alguien podría descubrirnos, podría ser testigo de vernos hacer el amor. No es muy arriesgado, sólo lo suficiente para estimular la pasión y añadir una sensación de cosquillas por la prisa.

En mi fantasía, otra pareja tropieza con nosotros. Pero en vez de ser rechazados, se unen a nosotros. Pronto somos una maraña de piernas, brazos y bocas mientras el agua del océano nos envuelve.

Me gusta pensar en esta fantasía. ¡Es maravillosa!

***Beth**, 29 años, peluquera*

Estoy paseando por el parque con mi novio, cuando descubrimos que los dos estamos realmente muy calientes. No podemos esperar a llegar a casa, así que me empuja hacia unos matorrales cercanos. Terminamos arrancándonos mutuamente la ropa y haciendo el amor a un paso de la gente que está paseando. Cuando mi novio empieza a chuparme el pezón, y a meterme los dedos, somos conscientes de que pueden vernos, lo cual todavía le pone más caliente.

Quiero que ellos miren y admiren mi cuerpo y mis proezas sexuales. Oigo murmullos de aprobación y algunos aplausos cuando me corro en el momento que mi novio me penetra con su miembro rígido. La gente nunca había visto una criatura tan sensual.

Después se echan sobre nosotros hombres, mujeres... somos un amasijo de personas, de jugos y de olores. Pero yo me encuentro en el centro. Todo el mundo me desea, me toca, me lame... Me corro hasta que pierdo el conocimiento.

A menudo tengo esta fantasía mientras estoy disfrutando de una relación sexual. Muchas veces, justo en el momento de correrme, tengo los ojos cerrados y mi fantasía se hace cada vez mayor en mi mente, como si estuviese contemplando una pantalla de cine, hasta que todo explota.

***Lauren**, 31 años, encargada de catering*

El estadio está lleno de hombres que chillan y gritan. Todos se quedan callados cuando ella aparece a la vista. Va vestida con una túnica que le llega al suelo, la espalda desnuda, el cabello de color caoba recogido sobre la cabeza. Sus pendientes oscilan a medida que sus ojos verdes recorren rápidamente a la multitud, haciendo que nadie se atreva a decir nada. Empieza a sonar *Like a Virgin* de Madonna. Ella empieza a bailar con los brazos sobre la cabeza. Entonces sus manos se dejan caer por el cuello, mientras los dedos acarician por debajo de la parte superior del vestido. Desliza la mano más abajo, tocándose el pezón a través del tejido de seda del vestido. Éste se pone duro enseguida y algunos hombres suspiran. Ella puede sentir los ojos ardientes de ellos a medida que su mano va descendiendo por su cuerpo, apretándose con fuerza el pubis, a través del vestido. Gime suavemente y el público anticipando lo que va a suceder después, gimen con ella. Sus manos se dirigen a la cremallera lateral del vestido y, de repente, el vestido cae al suelo y ella permanece allí de pie desnuda. Se balancea con la música cuando escucha el sonido de los hombres corriéndose, corriéndose en honor a ella.

En realidad, «ella» soy yo, pero veo todo el asunto en tercera persona. En otra fantasía que tengo, me imagino que estoy en un escenario, masturbándome delante de un espacio lleno de hombres. Me están aclamando. Mis manos se mueven cada vez más deprisa. Todo el mundo se corre conmigo.

***Rachel**, 26 años, enfermera*

Mis fantasías me han ayudado a atravesar muy malos momentos y han impedido que me vuelva loca. Mi primer marido abusó sexualmente de mí. Después de muchos años de tener unas relaciones sexuales horrorosas y de que me dijera que era terrible en la cama, yo me lo creí. Mi siguiente pareja fue un hombre bueno, pero nunca conseguí tener un orgasmo con él. Finalmente, después de años de unas relaciones sexuales infructuosas, tuve una relación con otro hombre que me enseñó que yo no era una persona anormal y me ofreció la liberación sexual.

Pero durante todos aquellos malos tiempos, una fantasía me hizo seguir adelante y me ayudó a creer que no era frígida. Me estiraba en la bañera, cerraba los ojos y me imaginaba que estaba en una gran habitación abierta, completamente vacía excepto por un enorme espejo de una cara. En el exterior había un grupo de hombres muy guapos. En cierta manera yo sabía que ellos estaban allí y me sentía muy cohibida, pero me excitaba el estar allí estirada, desnuda y expuesta, excepto por unas cuantas burbujas.

Poco a poco empezaba a acariciarme, comenzando por la cabeza y descendiendo gradualmente. El pensamiento de ser contemplada, mientras yo misma me provocaba un orgasmo me resultaba muy erótico. La imposibilidad de que los hombres pudiesen entrar a tocarme me daba una sensación de poder increíble.

Aunque ahora he «despertado» y tengo más fantasías, para mí esta es especial.

***Nadine**, 22 años, secretaria personal*

Mi fantasía siempre ha sido hacer el amor ardientemente en la parte de atrás de una limosina. Es verano y nos encontramos en un atasco del tráfico, con la capota descubierta, pero las ventanillas son opacas y están cerradas. Mi amante me desnuda lentamente y besa con cariño cada parte del cuerpo que queda al descubierto.

Primero me besa los labios. Luego me va lamiendo, desciende hacia los hombros y los brazos y me chupa cada dedo. Se detiene mucho rato en mis pechos, mordiéndolos y pellizcándolos. A continuación dirige la lengua hacia el estómago, produciéndome escalofríos por todo el cuerpo. Finalmente, se hunde en mi tarro de miel, chupando y comiendo mientras me retuerzo de placer. Justo en el momento en que creo que ya no puedo aguantar más, continúa descendiendo por mis piernas hasta los dedos de los pies y vuelve a subir por detrás hasta el trasero, en donde hace girar la lengua. Chillo al correrme.

Con todo esto estamos originando un atasco, ya que los conductores tienen curiosidad por saber qué está pasando en la limosina que se está balanceando y sacudiendo. Yo estoy excitada de saber que estamos haciendo eso pero que nadie nos puede ver, mientras que nosotros sí podemos verles a ellos.

Sólo de escribir esta carta ya me hace sentir cachonda.

***Mari**, 27 años, profesora*

Me gusta que me miren. La excitación de que alguien me esté mirando me hace humedecer. Una noche que mi marido y yo salimos a cenar, le saqué el miembro y empecé a acariciárselo. Había gente alrededor. Eso pareció ponernos más calientes a los dos. Esperamos a corrernos más tarde al llegar a casa. Otra vez me hizo el amor mientras estábamos en el parque. Esa vez tuve que correrme. ¡Ah, qué orgasmo! Me gustaría probar de mirar. Algún día.

***Anna**, 28 años, directora de tienda*

Me gusta que alguien apague las luces, coja una linterna y alumbre directamente mi pubis y mire mientras me meten los dedos. Podría dejar que me lo hicieran durante horas. Sólo de pensar en ello ya me lleva al orgasmo una y otra vez.

También sueño en quedarme de pie en la ventana y masturbarme mientras el hombre de la casa vecina me contempla. Me gusta mucho pensar que, cuando me toco, él me está mirando.

Otra fantasía que tengo es que mi marido me mira mientras hago el amor con otra mujer. No sé quién es ella, pero se parece mucho a mí. Podríamos ser hermanas. Le acaricio los pechos y le toqueteo el clítoris, haciéndola gemir de placer. Mientras tanto, mi marido nos está mirando frotándose el pene. Sé que quiere unirse a nosotras, pero no puede. No sé por qué, pero no puede moverse. El momento más feliz llega cuando me arrodillo ante la mujer y las dos comenzamos a corrernos a la vez.

***Becky**, 32 años, técnica de laboratorio*

Me gusta la idea de ver correrse a mi novio. Sería muy excitante verle cómo se corre. Después él miraría cómo cuido de mí misma, a veces sólo con los dedos y otras veces con un vibrador.

Creo que esta es una fantasía que algún día podría compartir con él. No estoy segura si se cohibiría con la idea de que yo misma me produjese un orgasmo, o se tomaría la fantasía como queriendo decir que puedo cuidar de mí misma mejor que él. Espero que no, porque no es cierto; él es un amante magnífico. Solamente se trata de que me implico tanto en hacer el amor que a veces tengo la sensación de que me pierdo toda la experiencia, y el hecho de contemplar me ofrecería la oportunidad de disfrutar de la belleza del sexo.

***Erin**, 24 años, secretaria personal*

Después de haber tenido un día ajetreado decido ir a un nuevo club de mujeres que me ha recomendado una amiga. Me dijo que era como un baño romano. Unas columnas rodeaban una piscina central y las puertas se abrían a otras habitaciones para otras actividades... sauna, masaje y cámara de vapor.

Nunca he estado en una cámara de vapor como ésta. Es bastante como de película, o tal vez en una fantasía... Hay una pila de toallas justo al lado de la puerta. Hay bancos de piedra esparcidos por la habitación de gran tamaño, y unas cuantas mujeres desnudas o medio desnudas se relajan en su interior. Me saco el bañador, pongo una toalla sobre uno de los bancos y me estiro de espaldas. Miro a mi alrededor porque quiero ver lo que está pasando.

No es mucho. El vapor caliente de la habitación me relaja rápidamente, cede la tensión. Veo a dos mujeres cerca de mi, una rubia, la otra morena. Ellas no me ven por el vapor. La rubia se levanta y pone el letrero de «Cerrado por limpieza» en la puerta. De repente, siento la garganta seca en una habitación llena de vapor y humedad.

Ella sonríe y regresa hacia su amiga. La morena ahora está de espaldas, las piernas le cuelgan por los lados del banco. La rubia se monta a horcajadas en el banco, entre las piernas. Extiende las manos y acaricia el cuerpo de su amante, como conociendo los detalles íntimos de alguien. Puedo ver que el rostro de la morena se contrae de pasión cuando los dedos acarician sus lugares preferidos. La rubia se inclina sobre ella y presiona sus labios sobre los de la morena. Cuando acaba de besarla puedo ver que su lengua se desliza por la boca de la otra mujer.

Los dedos rozan el sexo de su amante, simplemente tocando el pubis depilado. La espalda de la morena se arquea hacia arriba, intentando hacer contacto. La rubia le abre más las piernas con una mano, un dedo se introduce al fondo de su humedad. De los labios de la morena salen pequeños gemidos.

Lentamente introduce dos dedos en la morena, el ritmo aumenta ligeramente. La morena levanta la pelvis en busca de cada caricia y, pronto, un tercer dedo se une a los otros dos. La boca de la rubia le estimula el clítoris, haciendo que grite al llegar al orgasmo.

Cuando ella levanta la boca puedo ver que ahora cuatro dedos entran y salen furiosamente del coño de la morena. Empieza otro orgasmo. Cuando se retuerce sobre el banco puedo ver que toda la mano de la rubia se introduce en el coño de la morena. Ahora parece que la morena no deja de correrse, sus gritos de placer llenan la habitación, resonando por las paredes. Finalmente, la rubia aminora el ritmo y retira la mano y los dedos de la morena, dejando que ésta se desplome sobre el banco, murmurando palabras cariñosas en su oreja. Yo me corro sólo de mirarlas.

***Catherine**, 31 años, científica*

A veces utilizo la fantasía con mi marido para provocarme energía sexual. En una de mis fantasías preferidas, me imagino que mientras abrazo a una íntima amiga mía, un hombre nos mira sentado en una cómoda silla, desde una esquina de la sala de estar. Es un desconocido, un hombre serio que se va excitando cada vez más mientras nos contempla.

Me imagino que le provocamos, diciéndole cosas como «¿Alguna vez has tenido dos chicas a la vez?» Pero también le mantenemos bajo control. No puede hacer nada, ni siquiera puede abandonar la silla, a menos que le démos permiso.

Su deseo se va haciendo cada vez más intenso, hasta que está preparado para explotar. En ese momento, suelo olvidarme de todo acerca del hombre de la fantasía y, por el contrario, me concentro en la estimulación mutua con mi pareja en la vida real.

Mi fantasía ha cumplido su función: despertar e incrementar mi interés por el sexo.

***Annette**, 27 años, investigadora de mercado*

A veces, cuando hago el amor con mi marido, me corro pensando que un hombre está mirando por la ventana, contemplándonos. si me imagino que mi amante y yo estamos haciendo el amor en un escenario, hace que la relación resulte más excitante. Mucha gente nos contempla y se excita.

Durante la relación me gusta pensar que varios hombres están de pie contemplándonos a mí y a mi pareja. Estos hombres se ponen muy calientes y sacan sus penes, pero nunca participan con nosotros.

***Jenny**, 30 años, ayudante de producción*

Yo sueño con hacer una película pornográfica con mi novio. La idea de todas esas personas contemplando cómo nos excitamos me estimula totalmente. Sueño que hago cosas que normalmente no haría, como una felación hasta el final con mi novio. Después, pongo mi trasero delante de él, invitándole a que me penetre. Es algo que en la vida real mi novio me suele pedir, pero que yo no me imagino haciéndolo de verdad. En cambio, al fantasear es algo que deseo, que necesito. La gente nos mira, nos aclama y nos incita. Mi trasero da vueltas alrededor del miembro rígido de mi novio que, mientras tanto, ha estirado las manos para jugar con mis pechos y acariciarme el clítoris. Al final todo el mundo se masturba, incluso los cámaras. La habitación huele a sexo. Todos nos corremos a la vez.

***Anna**, 32 años, organizadora de espectáculos*

Mi marido y yo estamos sentados en la cama, mis piernas sobre las de él, ambos con las piernas muy separadas. Mientras me apoyo hacia atrás en una mano y juego con mis pechos y mi coño, él me contempla y se acaricia la verga. A los dos nos gusta contemplarnos mutuamente mientras jugamos con nosotros mismos, intentando con todas las fuerzas de evitar tocarnos mutuamente hasta que nos corremos.

Esta fantasía siempre hace que me corra en unos segundos.

***Janet**, 28 años, azafata*

Me gusta la idea de abrirme de piernas y acariciarme para quien quiera contemplarme. Enseguida se junta una multitud.

Me acaricio muy poco a poco, deslizando las manos arriba y abajo y alrededor del clítoris. Dejo que la presión vaya aumentando. La gente que me está mirando, principalmente personas anónimas sin rostro y sin sexo, insisten en que me deje ir. Al final, ya no puedo aguantarlo más. Llego al orgasmo con tanta violencia que parezco un géiser. Todo el mundo me aclama.

***Paula,** 32 años, pinchadiscos*

Recientemente nos hemos trasladado a una nueva propiedad y el edificio de enfrente, en el camino de entrada compartido, tiene cortinas, pero nunca están cerradas. Una mujer joven de alrededor de 30 años es la propietaria. Nuestras habitaciones están justo enfrente. Ella vuelve de trabajar muy tarde, pero yo lucho por mantenerme despierta para poder contemplar cómo se desnuda y camina desnuda hacia su cuarto de baño principal, que también queda muy visible. En este punto suele bajar las cortinas, pero en mi fantasía, cuando vuelve a entrar en la habitación, puedo verle los pechos enormes y el conejito peludo. Es gorda y robusta, como yo. Estoy desnuda con las cortinas subidas y todas las luces encendidas. Espero que me vea, pero no lo hace. Empieza a acariciarse. Puedo ver como mete sus dedos dentro y fuera de la vagina y los míos hacen lo mismo. Cada vez más deprisa, cada vez con más violencia... Nos corremos a la vez. Se estira allí para restablecerse, todavía sin darse cuenta de mi presencia.

***Jacqueline,** 31 años, terapeuta de aromaterapia*

Me sirvo de esta fantasía cuando hago el amor con mi marido y cuando me estoy masturbando. Siempre me proporciona un orgasmo. Durante la fantasía sigo siendo la misma persona, solo que tengo un cuerpo muy bello. Mis pechos son perfectos y mi cuerpo terso no tiene grasa. Me imagino que soy una actriz de *striptease* en un establecimiento de clase alta. Soy la bailarina estrella y todos los espectadores esperan ansiosos a que empiece a bailar. Mi vestido es un bonito bikini dorado con brillantes, lentejuelas y diamantes blancos cosidos. Llevo una cinta de plumas blancas en la cabeza y unos tacones muy altos con plumas blancas en la parte superior. Utilizo una bella boa larga de plumas blancas mientras me desnudo al compás de la música. Todos los ojos me miran y los hombres están boquiabiertos, porque no pueden creerse lo bella que soy. Todos me desean y ruegan que despegue.

Me desabrocho lentamente la parte superior del bikini y escondo los pechos detrás de la boa de plumas. La parte superior cae al suelo para que todo el mundo se dé cuenta que mis pechos están al descubierto; sigo moviendo las plumas a su alrededor, todavía tapándome. Poco a poco, dejo que la boa caiga al suelo y allí estoy yo. Me quedo en *topless* delante del público que me aclama.

Los hombres de la primera fila se levantan para poderme ver mejor. Un hombre no puede aguantarse, está tan dominado por el deseo que se me acerca como si estuviese hipnotizado y estira una mano al aire, como para tocarme. Me gusta su cuerpo, se parece mucho a mi marido, así que me acerco bailando hasta él y me pasa delicadamente la mano por el cuerpo (¡es una fantasía!).

De repente ese hombre y yo estamos solos. Es discreto, pero me desea con tanta insistencia que decido dejarle que me haga el amor. Me hace estirar sobre el escenario y me besa los pechos. Me siento tan excitada que estoy preparada para explotar y, finalmente me hace el amor maravillosamente, allí mismo, sobre el escenario. Quiero levantarme porque me acuerdo que el público nos está mirando, pero es un amante tan fantástico, acariciándome el cuello, tocándome el vientre liso, pellizcándome los muslos, que pierdo la voluntad para moverme...

Los espectadores aplauden mientras hacemos el amor de una manera increíblemente apasionada.

Por lo general me sirvo de este pensamiento para masturbarme y, algunas veces, para llegar al orgasmo durante mis relaciones sexuales. Generalmente, mi mente va por delante del final y se salta todos los detalles, de modo que llego al orgasmo antes de ir más allá de la escena del *striptease*.

***Rachel**, 25 años, farmacéutica*

Estoy haciendo un vídeo con mi novio. Yo le como, él me come, me penetra y regresamos a la ciudad. Lo excitante es que cada momento èstá filmado para un público muy amplio y sé que ellos se masturbarán mientras miran cómo me corro.

Las luces son brillantes y dan calor. Hay mucha gente alrededor haciendo fotografías y dirigiendo. Todo el mundo está muy excitado por mi cuerpo, por mis movimientos.

Soy la mujer más sensual del mundo, me gusta ser el centro de la atención sexual y sé que cada hombre que vea esta película me deseará y que cada mujer quisiera ser como yo, porque sé cómo satisfacer a un hombre y a mí misma. Mi novio me hace correr una y otra vez y el público enloquece.

***Beth**, 27 años, terapeuta*

Me imagino que estoy contemplando a un hombre y a una mujer haciendo el amor. Él es un hombre que conozco, pero nunca me he acostado con él. La mujer creo que es alguien de la vecindad, me resulta vagamente familiar. No tiene importancia, porque después ella se convierte en mí, aunque de alguna manera yo sigo mirando desde el exterior.

Él es muy, muy delicado. Tiene una erección antes de desnudarse. Termino de quitarle la ropa y, después, él me desnuda a mí. Nuestros cuerpos se acercan y yo me restriego contra su pene. Me conduce hasta la cama, me empuja con delicadeza y empieza a jugar conmigo. Al cabo de un rato, le digo que estoy preparada para que me penetre. Él se da la vuelta, su pene se estremece hacia arriba.

Contemplo cómo me monto sobre él, deslizo su miembro a mi interior y me balanceo hacia delante y hacia atrás hasta que los dos llegamos al orgasmo.

Pienso en esta fantasía varias veces al mes, generalmente, mientras me masturbo, aunque a veces también mientras hago el amor, si veo que no voy a correrme lo suficientemente deprisa. La he tenido durante varios años. Empezó cuando me encontré a una amiga mía haciendo el amor con un tipo cuando compartíamos una habitación de hotel durante las vacaciones. Pero para mí, la cuestión principal es la extrema dulzura del hombre. Es muy considerado conmigo.

Phillipa, *32 años, directora*

Me encuentro en una playa en algún lugar del Caribe. Es una playa nudista, así que extiendo la toalla y me saco el traje de baño.

Me estiro al sol durante un rato, sintiendo el calor sobre mi cuerpo. Busco la crema bronceadora. Extiendo la crema con la mano por las piernas y brazos. Al darme cuenta de que me quedan otras zonas por cubrir, empiezo a ponerme crema por el estómago y hacia arriba, hasta los pechos.

Los pezones se me tensan cuando extiendo la crema por los pechos. Me pellizco un pezón ligeramente, sintiendo un impulso de placer que me recorre la columna. Las manos siguen acariciando el cuerpo, sin importar si hay crema en ellas. Mis dedos se deslizan entre las piernas, un dedo se introduce al fondo de mi sexo. Lo saco y meto dos dedos bien al fondo.

Veo a dos hombres muy cerca que me están observando y tengo que admitir que me estremece el hecho de que me miren. El pulgar me roza el clítoris poco a poco, mientras me introduzco un tercer dedo con delicadeza. Me arqueo hacia arriba cuando me golpea el orgasmo, el líquido caliente sale de mí y se esparce entre las nalgas de mi trasero.

Me quedo estirada de espaldas sobre la toalla, sintiendo la lenta disminución de mi orgasmo. Me quedo un rato así, sólo tocándome ligeramente el cuerpo de tanto en tanto. Los hombres han desaparecido y me quedo allí estirada poniéndome morena.

***Tiffany**, 25 años, estilista*

Un fresco día de otoño, varios de mis amigos deciden pasar el día en unas bodegas de las cercanías. Después de unas cuantas botellas de buen vino, mi novio y yo decidimos dar un paseo. Nos detenemos en un lugar detrás de un viejo granero que se ha rehabilitado como una tienda y que está cerrada fuera de temporada. Sin decirnos nada, caemos sobre el suelo y hacemos el amor mejor que nunca. Ahora, mi fantasía es que la tienda está abierta y todo el mundo puede vernos. Cuando hemos terminado, todos aplauden.

***Amanda**, 27 años, directora de una tienda de bicicletas*

Durante el verano, mi actividad preferida es ir a pescar con mi ahora antiguo novio. Hemos llegado a pasar hasta cinco horas en el agua en un barco, charlando, pescando, nadando. En esta fantasía, él me pide que le pase una cerveza. Cuando me aproximo a él, empieza a acariciarme el trasero. Antes de darme cuenta, se ha sacado los pantalones cortos y yo me he desabrochado el bikini y estamos haciendo el amor en el centro del lago. Es especialmente excitante porque yo me pregunto si alguien puede vernos desde alguna casa del lago o desde algún otro barco que pase por allí.

***Terri**, 28 años, programadora informática*

Mi marido es médico y generalmente es muy conservador cuando se trata de demostrar atenciones cariñosas en público. Mi fantasía es que en un viaje a México (en donde pasamos nuestra luna de miel), él está deseando ser un poco más atrevido. Estamos en un autobús en un viaje turístico y empieza a tocarme. Después desliza la mano bajo mi falda y me da placer hasta que llego al orgasmo. Doy un grito y finjo un bostezo cuando la pareja mayor sentada delante de nosotros se gira. No sé si lo que me excita es la idea de que mi marido está escandalizando o que estamos haciendo esto en un autobús lleno de gente.

***Jillian**, 26 años, directora de recursos financieros*

Estoy esperando a mi novio, que llega tarde. Llevo un canesú de encaje negro y he planeado una sorpresa. Iba a ir a abrir la puerta así y con unos tacones puntiagudos. Puedo sentir el encaje del sujetador que me roza los pezones, endureciéndomelos.

Estiro la mano y me toco el pecho, acariciándolo. Me chupo un dedo y lo paso alrededor del pezón hasta que se pone duro. Extiendo la mano y dejo libre el otro pecho, haciendo lo mismo. Me paso las manos por las piernas, acariciándomelas y llevo mis dedos hacia el pubis. Desato los cierres del canesú y deslizo los dedos dentro.

Estoy muy mojada. Decido que no hay ninguna razón para esperar. Me levanto poco a poco y voy al armario del dormitorio a por mi caja de *juguetes* (no tengo ninguna caja de juguetes, pero siempre pienso que sería una cosa muy sensual de tener). Selecciono dos objetos; uno es un pene enorme de tamaño real con dos extremos y el otro es un pequeño vibrador sólo un poco más grueso que mi dedo. Abro la base del vibrador para asegurarme de que las pilas están bien y funcionan. De momento lo dejo apagado. Levanto la enorme polla y me la llevo a la boca. Paso la lengua por la cabeza, mojándola con saliva.

Cuando por fin brilla, la bajo y lentamente empiezo a introducir la cabeza en mi expectante agujero humedecido. La introduzco hasta donde entra, sólo la mitad, y me detengo un momento para disfrutar de lo llena que me siento. Empiezo a moverla lentamente hacia dentro y hacia fuera, sacando la punta casi del todo antes de volverla a meter. Siento que estoy a punto de llegar al orgasmo. Cojo el vibrador y me toco ligeramente el clítoris. La reacción es casi inmediata. Me corro rápidamente y con violencia, un grito se escapa de mis labios mientras me dejo caer sobre el sofá.

Me estiro allí durante unos minutos tocándome los pechos, pensando en lo contenta que me siento de que mi novio haya llegado tarde. Entonces percibo que alguien me está mirando. Es mi novio de pie en la puerta. Ha presenciado todo el orgasmo. Se desnuda y hacemos el amor apasionadamente.

***Katherine**, 25 años, programadora de datos*

Estoy muy a favor del aspecto *voyeur* del sexo. ¡Me gustaría hacer un *striptease* y bailar para mi novio... delante de mucha gente! Me excita la idea de hacer el amor en una playa donde hubiese muchas personas a mi alrededor.

***Dana**, 28 años, directora de ventas al por menor*

Estamos haciendo el amor. Le encontré en un club y, de inmediato, nos sentimos atraídos mutuamente. Su lengua lame mis muslos, haciéndome contraer. Sube hacia arriba y me besa. Puedo saborearme a mí misma al besarnos. Mis manos vagan por su cuerpo, explorando. Mi boca le saborea... Sus labios, su cuello, sus hombros, sus pezones, su estómago, sus muslos, su miembro. Lo cubro impulsivamente, arrastrándolo a mi boca caliente y húmeda, sintiéndolo temblar dentro de mí. Retiro mi cabeza y me dirijo hacia arriba.

Quiero sentir su verga muy dentro de mí. Separo las piernas, coloco el miembro, y me bajo un poco sobre él. Siento que el miembro endurecido se desliza muy al fondo, llenándome. Empiezo a moverme, balanceándome contra él. Cuando me inclino sobre él, y mis pechos rozan el suyo, veo que sus ojos se dilatan por algo que hay sobre su hombro. Me giro y veo que una morena alta en traje de negocios nos está observando. Parece muy enfadada. Me doy cuenta que es su esposa y sé que debería marcharme, pero de pronto noto que él se está corriendo y yo también empiezo a correrme. Ella nos mira mientras nos desplomamos, completamente exhaustos.

***Sindi**, 27 años, directora de cine independiente*

Me gusta fantasear mientras me estoy masturbando. Mi fantasía preferida consiste en un grupo de gente en una habitación. Nadie lleva ropa puesta. Hay dos mujeres de aspecto nórdico que se están besando. Un hombre se les une y empieza a acariciarles el cuerpo. Él es moreno y el contraste entre los cuerpos es chocante. De fondo suena un ritmo muy sensual y los tres se restriegan unos contra otros de un modo provocativo al ritmo de la música. Una de las mujeres cae de rodillas y con la boca acaricia la verga endurecida del hombre. Éste gime y se sacude muy al fondo de la boca de ella. La otra mujer se arrastra detrás de su amiga y empieza a lamerle el coño a ella mientras se toca a sí misma. La música aumenta de volumen y acelera el ritmo a medida que se acercan al orgasmo. Finalmente, justo cuando yo exploto, los tres llegan a un fantástico orgasmo.

***Tara**, 29 años, artista gráfica*

Voy sola a una galería de arte y mientras estoy dando vueltas, descubro a este hombre tan apuesto que mira fijamente una estatua desnuda. Tiene un aspecto muy bohemio, con el cabello largo y una camisa oscura desabrochada, de forma que puedo ver el cabello que asoma de su pecho. Me imagino que me va a tomar allí mismo y en ese mismo momento. Me excita la idea de que la gente nos contemple mientras hacemos el amor.

A veces, cuando tengo una relación sexual, me imagino que mi amante y yo estamos delante de una ventana y que la gente que pasa por allí mira hacia el interior.

***Ina**, 26 años, directora de estocs*

Veo cómo hacen el amor dos chicos gays mientras me masturbo. Sus rostros nunca son nítidos, pero sus cuerpos sí, son altos y delgados. Ellos no me ven. Miro cómo el pene del más alto se desliza hacia dentro y hacia fuera del culo del otro, que, mientras tanto, se está acariciando a si mismo. No sé muy bien por qué, pero me estoy frotando con violencia. Llegamos al orgasmo todos a la vez.

***Suzanne**, 27 años, topógrafa*

Una noche, medio dormida en la cama, oigo que entras en el apartamento. Es sorprendente porque no te esperaba. Estoy a punto de levantarme para saber la razón de que estés aquí, cuando te oigo hablar con alguien... obviamente no estás sólo. Me estiro en la cama sin hacer ruido, con los ojos cerrados, cuando la puerta de la habitación se abre y entras. Oigo que le dices a la persona que está contigo que no haga ruido porque estoy dormida.

Te acercas a la cama, retirando la colcha con cuidado. Dejas al descubierto mi cuerpo desnudo para tu amigo, que comenta el hecho de que duerma desnuda. Ahora sé que has traído a otro hombre a casa. Noto que una mano me toca con delicadeza y me acaricia el brazo. Finjo que cambio de posición en sueños; ahora me pongo de lado, con las piernas un poco separadas. La mano me acaricia ligeramente el pecho, centrándose en el pezón, mientras otra mano me roza suavemente los labios de la vagina.

Gimo ligeramente y las manos se retiran de inmediato. Le aseguras que no importa que me despierte, pero él no está tan seguro de creerte. Todavía fingiendo que estoy dormida, empiezo a tocarme. Una mano explora muy despacio mis pechos, pellizcando y frotando los pezones hasta que se ponen duros. La otra mano se desliza entre mis piernas, separando los labios, investigando los labios vaginales. Empiezo a gemir otra vez, moviendo la mano dentro y fuera de mi vagina mojada. Vosotros dos habéis dejado de hablar y sé que estáis mirando. La mano sobre mis pechos se desliza por un costado hacia el trasero, un dedo examina el ano. La otra mano, que está en mi pubis, entra y sale, el pulgar frota mi clítoris. Me corro con violencia, los jugos fluyen sobre mi mano.

***Janet**, 25 años, asistente de relaciones públicas*

Estoy en un bar. Hay una pareja en el escenario. Empiezan con un beso, al principio suave, después se estrechan en un virulento abrazo. Él le desabrocha a ella la camisa, lanzándola a un lado. A continuación, su boca desciende hacia su pecho, reteniendo el pezón.

Ella se estrecha con fuerza contra él, a medida que la mano de él se va deslizando lentamente por el borde de su falda, desgarrándole las ropas. Los dos se las arreglan para sacarse la ropa mutuamente y quedan desnudos ante nosotros. Él le da la vuelta a ella y la estira sobre la plataforma, separándole mucho las piernas. La cabeza de él se hunde entre las piernas de ella, que empieza a lanzar gemidos.

Echo un vistazo al público, principalmente para ver su reacción. Fantaseo con que muchos han deslizado las manos por debajo de la ropa, tocándose a sí mismos. La mujer del estrado gime cada vez más fuerte. Veo cómo el hombre se pone detrás de ella, empujando la verga lentamente hasta el fondo.

Observo que una mujer del público se acerca a ellos. Lanza sus ropas al suelo y se les arrodilla entre las piernas. Su lengua se abalanza sucesivamente sobre el sexo de él y de ella. Otro miembro del público se acerca, esta vez es un hombre. Está desnudo. Se queda de pie delante de la primera mujer, con el miembro endurecido al alcance de su boca. Ella le hace una felación salvaje. La otra mujer, que está debajo, le empieza a chupar el clítoris con intensidad, y sus esfuerzos pronto son recompensados con los jugos derramados que le cubren la cara. Ella se recuesta y contempla a la otra mujer que sigue con la felación, metiéndose los dedos al fondo de su propio sexo. El segundo hombre se corre en una explosión.

Se apartan mientras contemplan a la mujer solitaria que se está tocando, ella hace que entren y salgan tres dedos, al mismo tiempo que se frota el clítoris con el pulgar. Se lleva un sólo dedo a la boca, humedeciéndolo. Se mueve delicadamente, se introduce el dedo entre las nalgas y le llega el orgasmo. Se queda quieta por un minuto, y el público aplaude efusivamente. Al mismo tiempo yo me corro, desplomándome en el sillón, respirando con dificultad.

Capítulo 6

Un paseo por el lado salvaje

Introducción

Imagínate una boca acariciándote los labios, otra chupándote el pezón, una tercera tocándote tus genitales, mientras que seis manos te tocan el cuerpo a la vez.

Hay cosas referentes al sexo que tal vez hayas pensado probarlas, pero que no soñarías en compartir con tu pareja. El temor al rechazo te impide el mencionar algunos temas como el sexo anal, la relación sexual con otro hombre, una aventura con el mejor amigo de tu novio, o incluso a él mismo con tu mejor amiga.

Estas fantasías se refieren pura y sencillamente a la **curiosidad sexual**. Permiten conocerte mejor, *liberarte*, (deshinibirte, en cierto sentido vivir más *ligera*) hacer lo que quieras con tu cuerpo y ser deseada sin importar de qué manera. Con frecuencia, las mujeres evocan mentalmente muchos compañeros; es como una forma de multiplicar las fuentes de la estimulación sexual que reciben. ¿De qué manera si no vas a experimentar el sexo oral y la penetración vaginal al mismo tiempo?

Otras historias recurrentes (o preferidas) respecto al tema salvaje incluyen ser una prostituta o una actriz de *striptease*, hacer el amor en algún lugar donde exista el riesgo de ser descubierta, estar en un vídeo pornográfico. Lo creas o no, no hay nada extraño en estas fantasías, generalmente provocadas por alguna cosa que te haya ocurrido en la infancia o en la pubertad, cuando descubriste por primera vez lo que te excita.

Son fantasías que permiten toda clase de exploraciones, libres del fastidio de una relación. Es un encuentro del todo impersonal y, sin embargo, completamente satisfactorio, y el hecho de que se trata de fantasías que en la vida real pocas mujeres querrían llevar a cabo se une al entusiasmo.

Además, el sexo visto desde otro ángulo significa que lo controlas; por esta razón, muchas veces éstas son las fantasías preferidas por las mujeres que en la vida real suelen tener experiencias sexuales poco satisfactorias con los hombres o que les resulta difícil expresarse en su vida cotidiana. Aquí, tú eres la que tienes la última palabra, y él ha de seguir tus reglas. Aquí tú serás la suprema reina del sexo, rodeada de hombres enloquecidos por tus travesuras eróticas, que, sin embargo, sólo pueden mirar, pero no tocar, a menos que tú lo permitas.

Como se dice al principio de este libro, te vas a encontrar con que no todos los relatos puedan ser de tu agrado. Hay variantes relacionadas con la práctica sexual que en la vida real se consideran extravagantes, repugantes, ilícitas o *prohibidas*, pervertidas o alejadas de «lo natural»... O, sencillamente, no eróticas para tus gustos. Sólo me queda insistir en que, tratándose de sueños y fantasías pueden aparecer toda clase de bestias y monstruos (y monstruosidades) sin que pase absolutamente nada...

***Diane**, 31 años, diseñadora de páginas web*

Mi marido y yo celebramos nuestro quinto aniversario en una maravillosa casa rural. En mi fantasía, planeo probar algo sexualmente nuevo ese final de semana. Cuando preparo la maleta para el viaje, también meto la cámara de vídeo. Después de cenar, de vuelta en la habitación, saco la cámara, la enciendo, y me dirijo a la sala de nuestra suite, donde está esperándome mi marido, desnudo.

La cámara le hace sentirse un poco tímido al principio, pero le levanto los ánimos levantándome la falda. Él pone la cámara sobre la mesa y ésta graba los momentos más íntimos de nuestra relación amorosa. Pasamos el resto del final de semana volviendo a poner el vídeo y haciendo el amor desenfrenada y apasionadamente una y otra vez.

Tengo esta fantasía cuando estoy sumamente excitada porque me ayuda a provocarme un orgasmo realmente bueno.

***Molly**, 26 años, ejecutiva de publicidad*

Estoy desnuda en la cama con dos hombres. No sé quiénes son. Los dos son muy apuestos. Señalo a uno y le digo que saboree mis jugos. Desliza sus dedos entre mis piernas y se los chupa, de uno en uno. Su polla aumenta de tamaño. Es enorme. Apenas puedo esperar. Les chupo la verga un poco a cada uno, haciendo que se les pongan duras como una piedra.

Me siento a horcajadas sobre uno de los hombres, montándole enseguida. Le hago introducirse bien al fondo de mi coño, lanzando gritos ahogados a medida que me va llenando con su ardiente pene palpitante. Yo misma empujo contra su pene, y dejo que me llene del todo. Empiezo a moverme arriba y debajo de él, apretándolo con fuerza con los músculos vaginales, disfrutando de todas las sensaciones. Luego me inclino sobre él y aprieto mi cuerpo contra el suyo, cubriéndole el pecho con mi boca, lamiéndole, chupándole, mordiéndole.

Noto que el otro hombre se me está aproximando por detrás, sus manos me acarician el trasero. «Vamos, házmelo por ahí. Hazlo», le ruego. Extiendo las manos hacia atrás y me separo bien las nalgas, facilitándole el acceso al agujero. Él humedece sus dedos y extiende la saliva por mi entrada, introduciendo un dedo con delicadeza.

Con más lubricante se las arregla para meter dos dedos. «Vamos, métela, ahora», le ordeno. Poco a poco la empuja hacia dentro. «Más fuerte, más fuerte», le pido cuando empieza a moverse.

Los dos hombres mantienen un ritmo lento; saben lo que hacen. Empiezo a gemir. Ellos aumentan el ritmo. Entran y salen de mí a un ritmo furioso. Cuando estoy a punto de llegar al orgasmo, el que me lo hace por detrás, saca el pene de golpe y lanza toda su carga sobre mi trasero y sobre el cuerpo del otro hombre, que también se corre y yo le sigo enseguida.

Los hombres desaparecen y me quedo allí, completamente satisfecha.

***Claire**, 21 años, terapeuta*

Desde la primera vez que hice el amor me masturbo con frecuencia. He descubierto que no significa nada para mí, a no ser que sueñe con algo. Esta es una de las fantasías que tengo a menudo: otra vez he trabajado hasta muy tarde. Salgo de la oficina pensando qué voy a hacer. Mi novio está fuera de la ciudad y yo me he sentido cachonda todo el día. En el camino a casa paso por un bar y decido entrar a tomarme una copa. Hay dos hombres sentados en un extremo de la barra, mirándome. Pido un whisky directamente. Decido divertirme un poco, así que paso los labios por el borde del vaso antes de tomar un sorbo. Los dos hombres no pueden dejar de mirarme, y yo estoy empezando a ponerme furiosa.

Hablan entre ellos. Adivino que están discutiendo sobre cuál de los dos intentará aprovecharse de mí... si lo supieran... Bajo del taburete y me acerco a ellos. Me inclino muy cerca y les digo en voz baja «No os peleéis. Los dos podéis follarme».

El rubio se me queda mirando y su amigo de cabello moreno dice, «Mi casa está cerca, vamos». Una vez allí nos dirigimos al dormitorio. Dejo que uno de ellos me desabroche el vestido y me lo quito. Me dirijo hacia el rubio y le ayudo a desnudarse muy despacio. Introduzco su pene en la boca y noto que aumenta de tamaño dentro de mí. Le dejo por un momento y desnudo a su amigo. Ya está empezando a tener una erección.

Me quedo de pie a su lado y empiezo a descender sobre ellos. Mi cabeza va y viene de una verga a otra hasta que las dos están muy erectas. Me estiro en la cama y le pido a uno de ellos que me lama el coño. El moreno se arrodilla rápidamente entre mis piernas, deslizando la lengua y haciéndola girar sobre mi coño, haciendo que me ponga húmeda. Su amigo me lame y me muerde los pechos y los pezones.

Finalmente siento que estoy lista. Le digo al rubio que se estire sobre la cama y pongo mi sexo humedecido encima de él. Cojo un poco de saliva y la froto por mi otro agujero. El moreno me mete un dedo, después dos. Una vez me he estirado, él coloca su miembro en el centro de mi culito y empuja hacia delante. No me puedo creer el placer que siento mientras me penetran esos dos penes endurecidos. Empiezo a moverme arriba y abajo sobre el pene de debajo de mí, mientras el otro también entra y sale.

Pierdo la noción de las veces que me corro.

***Lisa**, 29 años, antropóloga*

Por lo general empiezo a fantasear cuando mi amante me penetra. Hay dos hombres conmigo, Tim y James, los novios de dos amigas mías. Lo divertido es que a mí no me gustaría dormir con ellos en la vida real, pero en mis fantasías parecen realmente sensuales.

Me turno en chuparles muy al fondo de mi boca, lamiéndoles los penes, saboreándoles las pelotas. Tim se estira en la cama y yo me pongo encima de él, deslizándome sobre su verga. Me agarra con firmeza y me ayuda a moverme mientras James se coloca detrás de mí, su miembro me aprieta por entre las nalgas. Empuja poco a poco, llenándome completamente. Los dos comienzan a follarme casi al mismo ritmo. Mentalmente me controlo (es decir, en la vida real), de tal modo que me corro en el preciso momento que lo hace mi amante.

***Nora**, 26 años, directora de créditos*

Me masturbo mientras voy conduciendo, lo cual me vuelve loca... e incluso mejor con el sol brillando sobre mis piernas extendidas. Con frecuencia tengo que ir a la ciudad para una reunión, está a 20 minutos en coche, y cuando tengo humor, deslizo la mano entre las piernas y me masturbo lentamente... a veces me corro, a veces me aguanto hasta que aparco...

No estoy muy segura de si alguien ha podido verme, pero es muy excitante imaginarme que podría ser vista.

***Claire**, 28 años, camarera*

Solía viajar todos los días media hora hasta el trabajo y la mayoría del trayecto era autopista. Trabajaba en el último turno y, para mantenerme despierta durante el trayecto de regreso, me masturbaba casi todo el camino. Imaginaba que un policía me hacía parar en el arcén y para evitar la multa tenía que hacerle una mamada. Otras veces la fantasía era que tenía una avería y lo hacía con el mecánico o con un motorista que pasaba y se ofrecía a ayudarme.

He de procurar aguantarme a llegar al orgasmo hasta que no haya otros coches alrededor. Algunas veces, al correrme arqueaba la espalda y la cabeza me caía sobre los hombros, viraba bruscamente hacia el otro carril.

Nunca me preocupaba de que los camioneros o cualquier otra persona pudiesen verme, aunque generalmente sólo bajaba las manos hacia mis pantalones, así que me imagino que sería muy difícil de ver, ya que seguía llevando puesta toda la ropa.

Al mirar al pasado pienso que hubiera estado bien tener un chico con el que compartir mis viajes. Me hubiera gustado mantener despierto a un chico, jugando con su pene mientras él condujera, y dejarle toquetearme y chupar mis tetas mientras condujera yo.

Kim, *31 años, controladora de créditos*

A veces, cuando empiezo a masturbarme, me paso las manos arriba y abajo del cuerpo, palpando mis curvas y me siento orgullosa de haber cuidado mi figura. Me acaricio la delicada piel y juego con mis pechos, casi como si estuviese estimulando a alguien para hacer el amor conmigo.

De esta manera empiezo a excitarme sexualmente con mi propio cuerpo, lo cual incluso puede ser mejor si me estiro delante de un espejo y separo las piernas.

Entonces me pongo a pensar en que voy por la calle de noche. Un coche se para a mi lado y llegamos a un acuerdo. El hombre continua conduciendo. Pone las manos entre mis piernas y me provoca un orgasmo. A veces tengo esta fantasía mientras conduzco y tengo que detenerme mientras me corro.

Jane, *31 años, pediatra*

Estoy sola en casa mirando una vieja película porno en el vídeo y me excito a medida que me voy sacando toda la ropa. Me estiro en el suelo desnuda, con una almohada debajo de la cabeza y una manta por encima. Sigo lo que hace la mujer, pero fingiendo que el hombre de allí es Mike, mi novio, sonriendo detrás de ella mientras la folla por detrás. Al mismo tiempo, mi conejito se pone a punto, caliente y húmedo y me toco, haciéndolo con la almohada hasta que llego al orgasmo.

***Louisa**, 31 años, agente de viajes*

Nunca tengo un orgasmo a menos que me masturbe. En mi fantasía, descubro este servicio que promete provocarte un orgasmo por teléfono. Con vacilación marco el número.

—¿Hola? —susurro al teléfono.

—Hola, —contesta una profunda voz masculina—. Quiero que consigas unas cuantas cosas antes de empezar si lo deseas. Un bol con cubitos de hielo, una bebida fresca para ti y un espejo de mano. No hagas preguntas, simplemente haz lo que te pido, por favor. Cuando regreses a tu habitación, quiero que dejes esos objetos junto a tu cama y te desnudes del todo.

Hago lo que me ha dicho y se lo digo.

—Bien. Trata de relajarte. Coge el espejo y utilízalo para mirarte todo el cuerpo muy despacio. Empieza por el rostro y descríbeme tu piel, luego vete descendiendo hacia el cuello, torso y pechos. Dime lo que ves.

Me divierte, y de todas formas hago lo que me ordena. Mis pechos son firmes y redondeados. La piel parece más blanca en mis pechos, casi traslúcida. La aureola es de color rosa oscuro y mis pezones son pequeños. He visto retratos de mujeres que tienen pezones que sobresalen mucho, pero los míos no.

—Está bien... sigue adelante... ahora por tu estómago y bajando hacia tus genitales y las piernas.

—Mi estómago es casi plano. El vello del pubis empieza justo debajo del estómago. No es muy grueso y es castaño y rizado. Mis muslos son un poco fofos, creo, pero mis pantorrillas son musculosas y bien formadas. Mis pies son simplemente pies.

—Lo estás haciendo muy bien, —dice la voz—. Ahora dobla las rodillas y pon los pies planos sobre la cama, justo debajo de las nalgas. Separa bien las rodillas y deja el teléfono sobre el hombro. Estira una mano y ábrete con delicadeza los labios de la vagina. Sepáralos un poco, sólo lo suficiente para describir lo que ves en su interior. Estoy seguro que se parece a una bella flor. ¿Puedes verte el clítoris? ¿Asoma por la caperuza?

Me siento divertida mirándome a mi misma, algo que no había hecho nunca antes. Algo en la voz me obliga a no desobedecer. Mis labios están separados ligeramente y unos pliegues de color rosa intenso sobresalen por cada lado. Se parece a una flor, a una orquídea. Cerca del extremo de la obertura se encuentra mi clítoris. Le digo todo esto.

—Bien. Ahora ábrete bien utilizando solamente una mano. Coge el dedo índice de la otra mano y mójatelo bien en la boca. Cuando esté bien mojado, da vueltas con él por el clítoris. No te lo toques directamente, sólo da círculos suaves alrededor de la caperuza. ¿Lo estás haciendo en este momento?

—Sí, —suspiro.

—Piensa en cómo te sientes. Concéntrate en las sensaciones que te estás provocando. Sigue dando círculos con el dedo, y si el dedo empieza a quedarse seco, chúpatelo otra vez. Eso es, puedo oír que respiras de otra manera. Ahora empiezas a sentirte realmente bien. Quiero que te detengas en este momento y te acaricies delicadamente los pliegues de la vagina, al mismo tiempo que me explicas lo que estás sintiendo.

Yo no quiero detenerme, pero lo hago, sabiendo que la conversación se terminaría si él cree que no sigo sus instrucciones.

—Por mi interior ha empezado bajarme... una especie de cosquilleo. Se va esparciendo por mis entrañas y por mi piel. Es realmente increíble y me siento húmeda.

—Ha llegado el momento de que te concentres en tus pechos por un rato. Mantén el teléfono en el cuello, utiliza los dos dedos índices y solamente pásatelos rozando la punta de los pezones. Ahora con la mínima presión y sin levantarlos... hazlos dar vueltas, pero muy poquito. Utiliza la punta de la uña para apenas tocar la punta del pezón. ¿Se te están endureciendo los pezones?

—¡Ooh, qué sensación tan estupenda!

—Sigue haciendo lo que te digo. Ahora no me digas nada, coge un cubito de hielo y frótatelo ligeramente sobre los pezones. Date círculos con el cubito por todo el pecho. Eso es. Suave y despacio. Sé que es muy agradable. Coge otro cubito cuando el primero se derrita. Hasta que se acabe todo el hielo. Ahora coge la mano y ponla plana. Extiéndela bien para que la palma esté bien rígida. A continuación, apenas rózate los pezones con la palma. Eso es, sigue haciéndolo. Ahora empuja la palma contra el pecho y masajéate todo el pecho con las manos. Utiliza el pulgar y el índice para rodear y pellizcarte los pezones. ¡Ajá! Ahora puedo oír cómo jadeas, no te detengas.

—Sigo. Yo también estoy empezando a excitarme. Ahora tengo el miembro muy endurecido. Me he desabrochado los pantalones y me estoy agarrando el pene. Me lo acaricio muy despacio y, de vez en cuando, me chupo el pulgar y me froto el glande. Es tan agradable... Me imagino que eres tú.

—Sigue rodeándote los pezones. ¿Puedes sentir la sensación que te produce hasta el clítoris? Me imagino que tu mano me está acariciando y lamiéndome. ¡Oh, chica! ¡Es fantástico! Mantén una mano en tus pechos y dirige la otra hacia el pubis. Quiero que empieces a dar aquellos círculos de nuevo. Esta vez utiliza tus propios jugos para humedecerte los dedos. Dirige los otros dedos justamente dentro de los labios. Muévelos suavemente hacia dentro y hacia fuera y de un lado a otro. ¡Oh, eso es, chica! Es fantástico, ¿verdad?

Casi no puedo respirar. —¡Ooh, Dios mío! —grito—, algo está pasando...

—No te detengas... sigue... eso es... no te pares. Ya casi llegas. Sí... oh, Dios, voy a correrme contigo, pequeña... hazlo ahora, ¡hazlo!

—¡Ooohhh! ¡¡¡Sííí!!!

—Puedo oír que respiras...¿te encuentras bien, cariño? Dime alguna cosa.

Me río y digo: —¡Puedes llamarme dos veces al día!

***Natalie**, 30 años actriz*

Tengo fantasías muchas veces cada día, y cada una de ellas es muy distinta. Si son temas recurrentes, tratan sobre el sexo en grupo y sobre relaciones sexuales desenfrenadas, cosas que yo no haría en realidad.

En la última que tuve, me invitan a una fiesta en la calle donde vivo. Cuando llego, me encuentro un montón de parejas teniendo relaciones entre ellas. Pienso en irme pero, luego, decido unirme a ellos. Termino siendo la persona más popular allí y la gente hace cola para ligar conmigo.

***Dana**, 31 años, asesora de gestión empresarial*

Accedo a ir con mi novio a la fiesta de su jefe. Al entrar por la puerta, veo grupos de dos, tres, incluso cuatro personas besándose y acariciándose mutuamente, entonces me doy cuenta de que no es una fiesta corriente para tomar unas bebidas. Miro a mi novio, que sonríe irónicamente y empieza a besarme.

Enseguida siento alguien detrás de mí que me acaricia el trasero (no sé si es un hombre o una mujer). Alguna otra persona alarga la mano y me saca el vestido por la cabeza y me baja las bragas. Ahora estoy totalmente desnuda. Manos y bocas tocan y lamen mi cuerpo.

Un pene me roza la mejilla y lo acaricio con la boca. Paso la lengua sobre su extremo y poco a poco me lo introduzco bien... Alguien me está mordisqueando el clítoris y la misma persona, o tal vez otra, me acaricia el trasero. Los jugos fluyen de mi interior y mis caderas se arquean involuntariamente cuando me corro. Siento a alguien, ¿es un hombre? Debe serlo, me empuja hacia atrás y se coloca entre mis piernas. Se introduce con violencia, haciéndome lanzar un grito ahogado. Le hago que me penetre bien al fondo y, sin saber cómo, explotamos los dos a la vez.

Abro los ojos y me encuentro mirando los ojos de mi novio.

Suzanna, *28 años, agente de bolsa*

Me encuentro sola nadando en el lago. Estoy desnuda. Me siento divertida, sensual, fuerte y libre.

Regreso nadando hasta la orilla, me estiro sobre una gran roca lisa, dejando que me sequen el sol y el aire de la montaña. El aire recorre mi piel. Separo las piernas para permitir que la brisa acceda a mis partes más íntimas. La siento como si fuera seda rozándome los pies, hundiéndose entre mis piernas, susurrando a mi sexo, a mi culo, siguiendo el contorno de mis labios, asomando por detrás de mis nalgas y subiendo por la barriga, soplando sobre mis pechos, dando vueltas alrededor de mis pezones, girando hacia los huecos de mi cuello y hombros, después sobre mi rostro y mi cabello.

Me quedo muy quieta, mi respiración va cambiando a medida que siento el apresuramiento entre mis piernas y en el fondo del estómago. Dejo que la sensación aumente poco a poco, sin moverme, permitiendo que el aire de la montaña susurre a mi cuerpo. Sin ni siquiera tocarme siento que me voy poniendo húmeda y de mis labios se escapa un pequeño suspiro de satisfacción. No se cuánto tiempo podré mantener las manos lejos del cuerpo, pero quiero prolongar este delicioso encantamiento tanto como pueda. Separo todavía más las piernas, abriéndome al viento.

La brisa se transforma en unos dedos, cientos de dedos pequeños, y en lenguas, cientos de minúsculas lenguas cálidas, moviéndose por mi cuerpo, levantando el fino vello de mi barriga y de mis pechos y brazos, moviéndose impaciente por el delicado triángulo de pelo de entre mis piernas, empujando aquí, lamiendo allá, introduciéndose en mi vagina, por entre mis nalgas, probando la piel sensible de la parte interior de los muslos, examinando con insistencia los labios sexuales, buscando a ciegas el punto de mi clítoris. Aún abro más las piernas, doblando y levantando las rodillas para dejar que el viento acceda al humedecido capullo de la parte superior de mi conejito, que va endureciéndose y aumentando de tamaño. Las lenguas de aire parecen separar mis labios externos; después, los más delicados labios internos, luego me acarician el clítoris con unas cálidas vibraciones. Los dedos me penetran, entrando y saliendo de cada una de mis oberturas. Las lenguas y los dedos llegan a lo más hondo de mí, cosquillean mi ombligo, suben por mis pechos, los erectos pezones anhelan más y más...

El tiempo no tiene importancia. Pasan los minutos, las horas, los días. Mi respiración se convierte en pequeños gimoteos. Suspiro por la inmensa presión que siento crecer en mi interior. Tengo la sensación de que mis manos están soldadas a la roca, mis dedos se hunden en su dureza impenetrable. Mi cuerpo se agita al respirar.

El viento me separa los labios del coño, envolviéndome desde el trasero hasta el clítoris, entrando con rapidez por los pliegues de mi agujero, mordisqueándome la caperuza del clítoris, pasando la lengua una y otra vez por el órgano escondido, chupando, estirando y lamiendo con ansia los jugos que fluyen de mí. Mis nalgas se clavan a la roca, quieren apretarse contra el granito. De su interior se propaga el calor, fluye líquido y fundido hacia afuera y hacia arriba, envolviéndome el cuerpo.

Entonces un fuego, alimentado por mi amante invisible de cientos de dedos y lenguas, resplandece y se intensifica muy dentro de mí. Aumenta de temperatura y de intensidad, se propaga por mi estómago, me inflama los pezones, los pulmones, hasta que mi respiración entrecortada se convierte en un gemido, llenándome, expandiéndome, saliendo de mi cuerpo, mirando boquiabierta, con la cabeza hacia atrás, jadeando por falta de aire, una y otra vez ininterrumpidamente, mi cuerpo convulsionándose, descontrolado, con unos latidos desconocidos. Después, las sacudidas posteriores al orgasmo, mi coño moviéndose hacia arriba, apretándose con espasmos fuera de control y relajándose, descendiendo más y más hasta que los sollozos sacuden mi cuerpo, una tenue voz rogando, suspirando, «por favor... por favor... por favor... por favor» y «basta... basta... oh Dios... por favor... basta», hasta que se convierten en unos susurros perdidos en la respiración del viento.

***Clare**, 22 años, estudiante*

Pienso en esto varias veces al mes. Ocurre durante la masturbación y las relaciones sexuales. Hasta ahora he tenido esa fantasía desde hace al menos cinco años. Nunca la he experimentado y no estoy segura de que me gustara, aunque en una ocasión contemplé a una pareja que hacía el amor.

Cuando estoy haciendo el amor con mi novio me imagino que estamos en una lujosa habitación de hotel: una bañera hundida, una cama de gran tamaño y una alfombra de pelo largo. De repente entra la muchacha de servicio, vestida con la diminuta falda negra plisada, el delantal blanco y la blusa. En vez de disculparse, se queda allí mirando. Mi novio le pide que se una a nosotros. Él no hace el amor con ella. La muchacha solamente nos toca y se deja tocar. Después, mi novio le pide que nosotras hagamos el amor oralmente, mientras él se masturba. No me gustaría hacer esto en la vida real, soy demasiado celosa. Pero es algo que me ayuda a llegar al orgasmo.

***Anne**, 32 años, contable*

Mi marido y yo nos habíamos casado hacía cinco años y, en lo que a mí respecta, consideraba que nuestras relaciones sexuales eran magníficas. Ésa no fue la razón de que nos divorciáramos (la razón fue que se acostó con mi mejor amiga). Hicimos muchas cosas para que nuestras relaciones fueran interesantes y no aburridas: teatro, disfrazarnos de prostituta, simular una violación. Nuestro papel preferido consistía en que yo era una fulana, la mejor de la casa. Era la que los clientes siempre pedían. Las otras chicas me odiaban por estar tan solicitada. Todavía me sigo masturbando con esta fantasía, recordando cómo solía atar a mi marido y estimularle durante horas.

Marcia, *27 años, técnica*

Los *ménages à trois* son el tema de mis fantasías, algunas con otras mujeres; otras, con otra mujer y un hombre; a veces ese hombre es mi marido, otras veces es un desconocido.

En cada momento se tienen unas fantasías distintas. He tenido épocas en las que he soñado mucho con mujeres y, otras, en que mis fantasías eran totalmente masculinas, cuerpos sudorosos de policías y bomberos.

También sueño a menudo con tener a cinco o seis adonises provocativos esperando en fila para hacer el amor conmigo. A veces mi marido está allí contemplando, a veces se une y juega sexualmente con uno de los chicos.

Otra de las fantasías preferidas es extraña y sin sentido: es en la que unto a mi marido con aceite de bebé y luego saltamos juntos desnudos desde un avión, atados a un solo paracaídas, para que me lo pueda hacer por detrás.

Sean, *31 años, arquitecta*

Nunca me gustaría experimentarlo, me haría sentir muy baja, pero es una idea provocativa. Un montón de hombres están esperando en fila para follarme. Estoy estirada sobre un colchón en el suelo y los chicos calientes están allí con enormes erecciones y me lo hacen de uno en uno. En otro sueño estamos tres en una habitación: un chico, una chica y yo. Me resultan familiares, pero no sé quiénes son. La chica es de mi altura y se parece un poco a mí. Me dice que soy guapa. Nos empezamos a besar y a desnudarnos mutuamente. El chico tiene cuerpo de nadador y el sol le ha aclarado el cabello rubio. Está mirando un poco apartado. Pronto se une a nosotras y somos un amasijo erótico de cuerpos.

***Pixie** (no se ha facilitado más información)*

Tengo doble curiosidad, me gusta soñar con estar con una chica y con mi novio al mismo tiempo. Hacer el amor con él, y después hacer que ella me lamiese sería fantástico, además de que sería todo un espectáculo para mi novio. También me gustaría la idea de tocar y besuquearme con otra mujer.

***Patricia**, 28 años, agente inmobiliario*

Me gusta pensar en una hilera de chicos jóvenes esperando para hacer el amor conmigo. Todos los que me poseen son muy enérgicos y están muy excitados, empujan y empujan muy bien y se corren violentamente.

Otra fantasía es una en la que yo me encuentro en un lugar, no sé exactamente dónde, pero todo el mundo corre desnudo y hace el amor todo el rato.

***Donna**, 27 años, periodista*

Esta fantasía se basa en un club del que me habló una amiga en el que en la parte de atrás se puede hacer el amor. En mi fantasía, el club tiene una habitación oscura. Se trata de entrar en la habitación oscura y unirte a cualquier relación sexual.

No tienes ni idea de con quién estás o qué te van a hacer. Se permite hablar, aunque se desaconseja la conversación.

Sé que en la vida real nunca iría a un lugar así. Pero en mi fantasía me visto de la manera más provocativa, un vestido rojo ceñido de seda que apenas cubre mis caderas, unos zapatos de altos tacones de aguja de color rojo y unas medias de malla negras. Me acerco al edificio y en la puerta hay un vigilante. Me preocupa que no me deje entrar, o que me eche. Me mira de arriba abajo, lanza un gruñido y abre la puerta muy despacio.

Paso a un pequeño vestíbulo en el que hay una mujer sentada en un taburete. Me saca la ropa y me pone una cuerda negra de seda alrededor del cuello, del que cuelga un recipiente de lubricante. Me dice que recuerde que en la habitación no hay ninguna luz. Una vez que estoy dentro, la única manera de salir es dirigirse a una pared y buscar a tientas la puerta, que tiene un diseño que sobresale. Me quedo un poco sorprendida de que se pueda abrir desde el interior, pero me doy cuenta de la razón, cuando apaga la luz de la entrada antes de abrir la puerta.

Cuando se va la luz me siento envuelta por la oscuridad. No importa dónde te encuentres, generalmente, siempre hay alguna fuente de luz, da igual lo pequeña que sea... las estrellas, la luz de otras habitaciones, la luz del vídeo o del despertador. Esto es la oscuridad total, la nada. La mujer que ha hablado conmigo me empuja suavemente por la puerta, que oigo cerrarse tras de mí.

No sé nada de la habitación donde he entrado. El suelo es blando, pero se parece más a una moqueta que a una alfombra. Se oyen los sonidos de relaciones sexuales desde varias partes de la habitación. Empiezo a dar algunos pasos hacia delante y me caigo de bruces. Palpando a mi alrededor, deduzco que he tropezado con un cojín.

Decidida a utilizar manos y rodillas, me muevo hacia adelante a gatas. Voy hacia un ruido... el sonido más bien húmedo de una polla entrando y saliendo... La mujer gime suavemente, el hombre respira con mucha dificultad. Antes de llegar allá me encuentro la carne caliente y sudorosa de un pie. Mis manos se deslizan por una pierna peluda. Sigo subiendo hacia arriba y mi mano agarra un par de pelotas.

—¡Oh, sí, eso es fantástico! –gime una voz grave.

Le separo bien las piernas y me pongo a gatas entre ellos. Mi boca establece contacto... pero no con su miembro: la deslizo por su cuerpo muy despacio, procurando no perder el contacto en la oscuridad. Finalmente mi boca encuentra el pene y lo empujo hacia dentro; muevo la cabeza y lo hago avanzar hasta el fondo de mi garganta. Mis manos empiezan a acariciarle el cuerpo, explorando.

Noto que alguien se me acerca por detrás, y un miembro erecto me aprieta la espalda. El hombre se arrodilla detrás mío, mientras que sus manos recorren mi cuerpo desde atrás, amasándome los pechos, frotándolos. Me recuesto un poco hacia atrás contra el fuerte torso y dejo deslizar el pene fuera de mi boca.

—¡Oh, Dios, no pares, por favor! –gime el otro hombre.

El hombre de detrás de mí me aparta a un lado y desliza su boca sobre el miembro. El tipo que he estado chupando gime cada vez más fuerte. Yo busco el miembro del otro hombre y se lo acaricio muy poco a poco. Cuando se corre, se levanta llorando, dándome las gracias.

—Satisfacedme —murmura el otro hombre.

El miembro que tengo en la mano está duro como una piedra, una gota rezuma de su punta cuando mis dedos se deslizan por su cabeza. Me arrastro por delante de él, susurrándole que me folle. Sus manos me agarran por las caderas, acercándome hacia él y separándome las piernas. Deja descansar su pene sólo un momento a la entrada de mi coño, antes de introducirlo profundamente. Lanzo un grito ahogado cuando empieza a follarme con furia.

Saca el miembro casi del todo antes de volverlo a introducir profundamente. Noto más manos tocándome, acariciándome el rostro y descendiendo por mi cuerpo.

Una boca se apresura sobre mi clítoris, estirándolo al interior de una cálida boca humedecida. Lanzo un chillido cuando me llega el orgasmo. El pene sigue entrando y saliendo de mí, la boca sigue cerrada sobre mi clítoris y los jugos fluyen libremente de mi interior. Un dedo se introduce por mi culo, poco a poco pero con insistencia. Se le une un segundo dedo y, pronto, los dedos y el pene se mueven al unísono. Vuelvo a llegar al orgasmo. El hombre que me está follando también se corre, su líquido se derrama cuando se retira de dentro de mí. La boca de entre las piernas sigue lamiéndome. El hombre que me ha estado follando me gira hacia él y me besa con delicadeza, presionando su lengua en mi boca.

Noto que alguien se mueve por detrás de mí. Retrocedo para sentir lo que está sucediendo. Paso la lengua a lo largo del costado de él, encuentro un rostro en la oscuridad. Intercambiamos un beso rápido. Me muevo hacia delante, mi cara roza la otra... piel suave. Exploro el cuerpo de ella, entreteniéndome en sus pechos, que son grandes y redondos, con los pezones duros como piedras.

Dirijo el miembro del chico al que estamos acariciando hacia la vagina de ella. Introduzco lentamente un dedo en su agujero, dando vueltas, probando si está jugoso. Ella gime, pero no se retira, así que introduzco un segundo dedo, contoneándolo ligeramente. Utilizo la otra mano para explorarle el clítoris.

Retiro las dos manos y agarro el pene más cercano, atrayéndolo cerca de la mujer que está arrodillada en el suelo. Le separo los labios mientras ese pene largo y grueso se introduce en su interior. Los gemidos de ella aumentan, pero no piden que pare, sino que continúe. Puedo sentir el movimiento cuando el hombre empieza a follarla. Mientras tanto noto que una lengua me lame las partes íntimas. Me deslizo al suelo, dejando que las sensaciones me envuelvan hasta que llego a otro orgasmo.

Sigo arrastrándome por el suelo. Estoy exhausta. Necesito encontrar la puerta y salir. Cuando salgo, oigo detrás de mí los gruñidos y gemidos de las personas que se lo están pasando bien.

Dorothy

Estoy en la cocina de espaldas a ti. Hemos terminado de cenar hace horas, y yo he estado cortando verduras para la ensalada de mañana por la noche. Te acercas por detrás y tus grandes manos calientes se deslizan alrededor de mi cintura y por debajo de mi camiseta. Tus dedos me aprietan con firmeza la barriga, justo encima de mi ombligo, mientras te inclinas para darme un gran beso en el cuello y mordisquearlo muy despacio.

«Mmmmm, sigue así y nunca terminaré de preparar la ensalada», te susurro, mientras inclino la cabeza hacia atrás contra tus hombros y te doy un rápido mordisco en el lóbulo de la oreja.

Empiezo a revolver la ensalada con un tenedor grande. Los fideos se deslizan y resbalan y todos los diminutos trozos de cebolla, pimiento verde y tomate caen por los lados, aterrizando en el fondo del bol.

Levanto otra vez la cabeza y sigo con mi trabajo, pero ahora mis esfuerzos resultan inútiles. Tú te ríes entre dientes. A continuación metes la mano en el bol y empiezas a mezclarlo todo. Alargo la mano y cojo un puñado de fideos y de trozos de tomate entre la punta de los dedos y los levanto muy por encima de tu cabeza para que puedas coger el extremo con la punta de la lengua. Después los voy bajando muy despacio girando en espiral, dando vueltas alrededor de la superficie de tu lengua. «Hmmmm», dices.

Espero que te tragues lo que tienes en la boca y te deslizo mis dedos dentro, uno a uno, para que los lamas y me chupes la mezcla aceitosa. Me vuelvo a recostar contra tus hombros, cerrando los ojos y dejándome experimentar el calor húmedo de tu lengua sobre la superficie de mis dedos.

«Mmmmm, eso está bien», murmuro.

«Mmmmm, eso sabe bien», contestas.

Me sonrío como respuesta y tu boca desciende sobre la mía.

Alargas la mano hasta el bol y levantas tu boca de la mía, arrastrándola por mis labios. El aceite me gotea por la barbilla. Tu lengua lo limpia rápidamente y continúa por mis labios, sorbiendo los fideos a medida que te alejas. Recoges un puñadito, lo pones encima de mi escote y dejas que los fideos se deslicen por el borde de la palma de tu mano, cayendo unos cuantos a la vez, por la parte de delante de mi escotada camiseta, después bajas la mano para frotar la mezcla grasienta.

Yo dejo caer la cabeza hacia atrás de golpe y empiezo a reírme tontamente. Los fideos fríos resultan agradables al contacto con la parte superior de mis pechos y noto el aceite resbalando entre ellos.

Ahora me das la vuelta para que te dé la cara y te inclinas para coger los fideos desparramados que cuelgan por mi piel utilizando la lengua y los dientes. Es muy agradable. El contraste de la pasta fría y de la lengua caliente me producen escalofríos y mi cuerpo se arquea de nuevo contra el tuyo. Alargo la mano hacia atrás y cojo un puñado sin que te des cuenta y, rápidamente, te agarro por el cinturón, doy un pequeño estirón y echo la ensalada fría y resbaladiza por la parte de delante de tus calzoncillos. Pronuncias un fuerte alarido y mis manos inmediatamente empiezan a frotarte a través de la tela.

Te sacudes bajo mis manos. «Esta es mi manera preferida de comer pasta», le digo, mirándote a los ojos profundamente. Sostengo tu mirada mientras me voy poniendo de rodillas delante de ti muy despacio, bajándote la cremallera a la vez. Tus ojos se dilatan cuando adivinas lo que te voy a hacer.

Siento que tu miembro empuja, rogando que le preste atención y te desabrocho los pantalones. Los fideos cuelgan de tu verga como guirnaldas de un árbol de Navidad, y me sonrío deseando el festín que estoy a punto de disfrutar. Extiendo la lengua que se envuelve alrededor del extremo de uno de los largos fideos y lo sorbo poco a poco. El resbaladizo fideo se desliza a través de tu miembro erecto y desaparece entre mis labios humedecidos. Gimes al verlo, deseando que fueras tú quien fuera chupado en mi boca. Te estremeces por todo el cuerpo mientras lo hago una y otra vez, y escuchas sorber, chasquear y chupar muy cerca de tu carne ansiosa. Te recuestas sobre la cocina y cierras los ojos.

Cubro tu miembro con mis labios grasientos, chupándote con mi boca caliente y deslizando la lengua a su alrededor repetidamente. Dejas escapar un profundo suspiro de tus labios y empujas las caderas hacia mí. Mis manos te agarran las nalgas tensas y te empujan hacia dentro todo lo que pueden. Gimo fuerte y durante largo rato, enviándote las vibraciones hasta la ingle, sigo viva y con unas sensaciones deliciosas.

Tu cuerpo tiembla y yo siento que con cada sacudida te pones más tenso. Te aprieto delicadamente con la lengua, gimiendo más y más, creando el efecto de una onda.

Tus rodillas se van debilitando y te sujetas a la repisa y dejas que te envuelvan las sensaciones hasta que tu cuerpo te permita relajarte. Siento que tus nalgas se tensan cada vez más, y todo tu cuerpo empieza a estremecerse mientras noto tus jugos calientes en el fondo de mi garganta. Engullo todo lo que me ofreces y cuando empiezas a relajarte de nuevo dejo que te deslices lentamente fuera de mi boca.

Me pongo otra vez de pie, besándote el pecho mientras te desabrocho los botones de la camisa. Mis manos te acarician y encuentro, uno y otro, tus pezones endurecidos, concediendo a cada uno un poco de atención.

Me subes la camiseta ceñida por los pechos y por los hombros, dejándola caer al suelo. Alargas la mano, me desabrochas el sujetador de encaje y dejas que siga el mismo camino que la camiseta. Tus manos se sienten maravillosamente deslizándose por los pechos, frotando el aceite por mi piel. De vez en cuando alargas la lengua y lames el aliño adherido.

Se me pone la carne de gallina en los pechos cuando mi mente trata de descifrar tu arrebato sensual. Sé que a veces eres muy atrevido, pero nunca hasta este punto. Me atraes a tus brazos, mi pelvis contra la tuya, caliente a través de la ropa. Siento tu miembro endurecido contra mí y alargo la mano para desabrocharme los pantalones tejanos y bajarme las bragas, permitiendo que tu miembro contacte con mi cuerpo caliente.

Tus manos buscan el calor de dentro, y tus dedos no tardan mucho en encontrar mi punto ardiente y húmedo. Lanzo un suspiro por la rapidez de tus dedos aceitosos y mi espalda se retuerce en respuesta. Dejo salir un gemido largo y grave casi como un suave sollozo, y me trabajas la carne con una pericia casi desconocida para mí.

Esta noche hay un fuego dentro de ti que nunca había visto. Siento un deseo que enciende aún más mi pasión, haciendo que la llama resplandezca por el brillo ardiente. Me bajas los pantalones por las caderas con tu mano desocupada y te apoyas sobre una rodilla para llegar abajo y sacármelos, primero una pierna, después la otra. Las bragas siguen enseguida. Siento que tu cálida respiración me hace cosquillas por el pubis desnudo y noto que tu lengua entra furtivamente para probar. Mis manos empiezan a jugar delicadamente con tu cabello, mientras mis caderas empiezan a moverse rítmicamente contra tu cara. Reclino un poco la espalda contra la cocina cuando me coges el firme trasero y me metes más adentro la lengua, separándome las piernas un poco más con tu boca hambrienta.

Gimes y suspiras con pasión desenfrenada, al respirar mi aroma a almizcle. Tu pasión parece alimentarse por sí misma y yo llego rápidamente al súmmum táctil. Siento que tu lengua me roza los puntos más sensibles y me conduce hacia el frenesí sexual. Mis rodillas cada vez se debilitan más, hasta que creo que voy a desmayarme. Tu lengua sigue golpeándome más y más la carne excitada y, pronto, siento que el calor empieza a propagarse desde mi centro hacia arriba y hacia fuera a todas las extremidades, bañándome en una especie de cálida consciencia resplandeciente. Noto que mis músculos pélvicos se contraen y se estiran de intenso placer alrededor de tu lengua todavía activa.

Gimes por el dulce sabor de mi néctar, a medida que éste te va mojando la cara y se escurre por tu barbilla, y aún me aprietas más cerca, sin desear perder ni una preciosa gota. Mi cuerpo está exhausto y me apoyo en la repisa para sujetarme. Tú me haces bajar hasta el suelo y me acaricias los pechos con delicadeza con toda la mano.

Cuando la respiración me vuelve al ritmo regular, empiezas a jugar con mi pezón, utilizando la lengua. No pasa mucho rato antes de estar excitada una vez más. Me besas arriba y abajo del cuerpo y yo te aprieto contra mí con las manos. Te sientas a horcajadas sobre mí y te convenzo que te dirijas hacia arriba hasta que las caderas te queden encima de mis costillas. Tu miembro endurecido se desliza entre mis pechos generosos en un movimiento de balanceo rítmico. Siento que cada vez estás más pegajoso y escurridizo y ansío saborearte. Alargo la lengua para tocarte la punta a medida que te deslizas y aminoras el ritmo, deseando que te vuelva a tocar.

Frunzo los labios y dejo que la cabeza se deslice por ellos hacia el calor húmedo de mi boca hambrienta. «Mmmmm, en mi lengua pareces tan suave. Igual que terciopelo líquido».

Cada vez estás más ansioso y, levantándote, conduces tu resbaladizo miembro hasta el fondo de mi garganta. Yo me rindo, chupándote con delicadeza, y a continuación, con más firmeza al ritmo de tu cuerpo. Noto que tiemblas y lates contra mi lengua ardiente, deseando llegar al orgasmo. Yo también lo deseo.

Continúas hasta que noto que tus nalgas se ponen rígidas y entonces te agarro con más fuerza y te empujo hacia un estado orgásmico más elevado. Aúllas muy fuerte, igual que un animal herido, y dejas que te envuelvan las sensaciones. Noto que los músculos de las piernas te tiemblan y contemplo tu rostro mientras tu líquido cremoso sale disparado hasta el fondo de mi paladar. Me lo paso dando largos tragos. Tu rostro refleja felicidad.

***Rose**, 34 años, banquera*

Siempre he deseado tener un grupo de tres personas. Un chico y una chica. Me gustaría lamerle al chico mientras la chica me chupa a mí... también me gustaría que él se corriera encima de la chica y después le lamiera a ella las tetas. Regularmente me masturbo con esta fantasía. En realidad, me estoy poniendo caliente de pensar en hacerlo y de mirar la cara de la chica.

También me gusta la idea de tener dos chicos a la vez, pero no con toda su atención centrada en mí, quiero verles realmente liados entre ellos, toqueteándose y lamiéndose y también haciéndolo... ésa es mi fantasía más apasionada... cada persona muy excitada por los otros dos... ¡Las posibilidades son infinitas!

¡¡¡Ahora voy a tener que correrme y pensar en todo esto!!! ¡Con seriedad!

***Celia**, 32 años, directora*

Me gusta imaginarme a un chico follándome mientras que a su vez otro chico se lo hace a él ¡Imagínate la fuerza que me penetra! ¡Hmm! Sólo de pensarlo me excito... También me gusta fantasear que tengo dos chicos en mi boca a la vez (¡aunque no sé cómo me las arreglaría!) Sus miembros frotándose uno con el otro y mi lengua... ¡Sólo de pensar en ello ya quedo empapada!

Otra cosa sobre la que sueño es que un chico me penetre por delante y otro por detrás. ¡Ah, en el sueño sería divertido! Y además sabiendo que ellos se podrían sentir el uno al otro a través de mi membrana y correrse así incluso más...

Me gusta la idea de ese tipo de acercamiento, las pelotas de los chicos golpeándose entre ellas mientras me penetran sin límite, sus penes frotándose uno con otro a través de la fina pared en mi interior.

***Dot**, 28 años, vendedora*

Una de mis mayores fantasías es estar con dos mujeres, hacérselo a una con un vibrador, mientras la otra me penetra por detrás con otro.

Otra de mis fantasías secretas es hacer que dos hombres satisfagan todos mis caprichos. Yo les diría a los dos qué hacer para satisfacerme durante horas, haciendo que me corra una y otra vez... y después, cuando estuviese saturada de ellos y ya no pudiese soportarlo más, les daría instrucciones para que jugasen los dos y yo pudiese disfrutar contemplándoles... aunque no quisieran, yo les obligaría y los dos disfrutarían mucho (bueno, es una fantasía...)

Para mí resulta extraño tener este tipo de fantasías, porque siempre deseo dar tanto como recibo... pero es una buena fantasía. Me hace poner caliente y húmeda.

***Ellen**, 28 años, editora*

Me gusta soñar que estoy con dos chicos. La idea de un chico lamiéndome el clítoris, mientras que el miembro del otro está en mi húmedo conejito ... ¡Oh, dios! Me podría correr ahora mismo de pensarlo. Me gusta la idea de recibir toda esa atención hacia mí (porque, desde luego, como es mi fantasía, yo sería objeto de adoración).

A veces sueño con un hombre en mi boca y otro enterrado profundamente en el otro extremo. Realmente no puedo ni imaginarme cómo sería eso, probablemente no sería tan maravilloso en la realidad, pero como fantasía sexual funciona.

Capítulo 7

Emociones prohibidas

Introducción

Todas las fantasías son básicamente un terreno libre de riesgos para explorar los deseos sexuales más íntimos y lascivos sin consecuencias morales, legales o físicas. Pero sobre todo lo son las llamadas fantasías *prohibidas*, sueños eróticos cotidianos como por ejemplo tener relaciones con tu padre o con tu hermano, con un niño jovencito del barrio, con alguien de distinta raza o incluso con un animal de compañía.

Hay diferentes explicaciones para estas fantasías ilícitas. Así por ejemplo, se cree que imaginar relaciones sexuales con un miembro de la familia tiene menos que ver con el placer del momento y más con el hecho de curar una relación con alguien próximo. Puede ser una reflexión sobre la conexión con la persona con la que estás soñando, o bien una sustitución por otra persona cercana. A través de la fantasía, creas una sensación de intimidad que quizá sientas que te falta en la vida real.

Mientras tanto, imaginarte a ti misma como una profesora del sexo es una manera de llevar el control. De la misma manera que los hombres valoran la fantasía de la doncella virginal, para muchas mujeres existe una emoción especial en tomar parte en la primera experiencia sexual de un hombre. Algunos expertos dicen que también podría ser un modo de revivir tu propio desvirgamiento desde un punto de vista más positivo.

Tener relaciones con alguien que tiene un color de piel diferente al tuyo también está «bajo control». A menudo, las diferentes razas o culturas se asocian a diversos tópicos o mitos sexuales, de forma que los asiáticos son muy hábiles en misteriosos aspectos eróticos del arte de hacer el amor, los hombres de raza negra están muy bien dotados, los hombres judíos son cariñosos, etc... Al ser fantasías te permiten controlar o experimentar algo diferente sin peligro.

Algunas mujeres tienen fantasías sobre sexo con o en presencia de un animal (un perro, generalmente). Es casi como si los animales, y su naturalidad frente al sexo, puedan aumentar la excitación sexual de una persona. También aparecen los caballos; en este caso puede ser que se trate de mujeres que tal vez montasen a caballo durante la adolescencia y tuvieran su primer orgasmo literalmente en la silla de montar. Por otra parte, el extraordinario tamaño del órgano sexual del caballo es tan obvio y puede ser tan sensual que se convierte en una excitación visual que prácticamente necesita de la fantasía. Nadie quiere realmente ser penetrada por algo del tamaño de un bate de cricket, pero como fantasía puede ser excitante imaginar que una es penetrada tan profundamente.

El balance final, sin embargo, es que todas estas fantasías son excitantes por su condición de tabú. Se pueden afrontar sin la insinuación de lo prohibido, ninguna relación sexual parecería tan asquerosa, tanto si se traspasan los límites sociales como si no. Y si estás fantaseando sobre tener relaciones sexuales con tu padre o con tu perro de compañía, entonces cualquier cosa es posible, como tener orgasmos ilimitados o el ser considerada como la mujer más deseada del mundo.

banco, se estira encima de mí, se saca su magnífico pene palpitante y me ruega que le deje entrar. Siempre me masturbo hasta correrme pensando en esta fantasía.

***Carla**, 31 años, directora de marketing*

Desde hace tiempo tengo fantasías sobre acostarme con un hombre más joven. No tiene nada que ver con el cariño hacia mi marido. Esto es carnal. Salvaje. Excitante. Uno de mis sueños favoritos consiste en un hombre joven que a veces viene a hacer negocios al banco donde trabajo. Me imagino que hemos fijado una cita en un hotel de la zona donde él trabaja. Llego tarde y me indican que baje un largo pasillo y llame a una puerta. Cuando abro la puerta veo que él está al teléfono, con las largas piernas sobre el escritorio de delante de él.

Aunque ya sé que es alto, su altura me sorprende. Pero lo que es más asombroso son sus ojos. Steve tiene los ojos azules más bonitos que nunca he visto. Son de color azul claro, como el cielo, y brillan cuando sonríe. Finalmente cuelga el teléfono.

Me quedo allí helada, con la maleta de viaje en la mano. Él se acerca y me coge la maleta de la mano educadamente y la deja junto a la pared. Con un movimiento igual de rápido, se acerca a la puerta de la oficina y la cierra con llave.

Se me vuelve a hacer un nudo en el estómago cuando me coge la mano y me lleva hasta la silla giratoria de detrás de su escritorio. Se sienta y me coloca en su regazo.

Estirando las dos manos, me coge la cara y me besa los labios con delicadeza. Sus labios son cálidos y llenos de la pasión que ambos tenemos. El beso se vuelve apasionado cuando su lengua investiga mi boca en busca de una intensidad más profunda. Sus fuertes brazos me rodean la espalda, apretándome contra su pecho y el abrazo es tan fuerte que por un momento casi no puedo respirar. Le aparto para estudiarle la cara. Tiene unas mandíbulas fuertes y una bella nariz y huele a harina y a azúcar, casi como una galleta recién hecha. Me sonrío. Es tan guapo como me esperaba y todo lo que quiero es hacerle el amor sin parar en el centro de la oficina, en la hora punta. Pero me siento rara por la diferencia de edad.

Rompo el silencio, «Steve ...» digo, para mi sorpresa con la voz entrecortada por la emoción que yo no sabía que tenía. Me pone los dedos sobre mis labios y se sonríe como si supiera lo que le voy a decir.

«No hables. Me gustan las mujeres más mayores, las encuentro atractivas, sensuales, maravillosas».

«¿De todos modos, cuántos años tienes?» pregunto.

«Tengo veinticuatro años». Me vuelve a besar. «He estado esperando esto durante mucho tiempo. Déjame que te dirija y simplemente sígueme. Eres muy bella en persona. Eres una mujer maravillosa. No te preocupes. Déjame tenerte». Su voz es ronca por el deseo.

Empieza a desabrocharme muy despacio los botones de la blusa, besándome el cuello, y abriéndose el camino hacia mis pechos. Con delicadeza me coge un pecho en la mano y me besa el pezón. La sensación hace que mi sexo se ponga húmedo inmediatamente y tengo la impresión de que me voy a correr allí mismo sobre su regazo.

A medida que continua desabrochándome la blusa, noto que su lengua ardiente desciende hacia mi vientre hasta la parte superior de mis pantalones. Me cambia de posición para que la cabeza descanse sobre el escritorio, mientras me baja la cremallera de los pantalones y desabrocha el cinturón.

El miedo a que entre alguien no sólo es más erótico para mí, sino que también resulta más excitante y peligroso y todo el cuerpo me empieza a temblar. Noto que su miembro aumenta de tamaño bajo mi espalda y percibo que es tan grande como me esperaba que fuese. Pero él no se detiene allí. Me levanta con cuidado las caderas y empieza a quitarme los pantalones;

todo el rato me va dando muchos besos, unos besos maravillosos que me llegan directamente al alma.

Con un movimiento rápido me levanta el cuerpo y me coloca sobre el escritorio. Todo lo que hay sobre el escritorio cae al suelo estrepitosamente y él empieza a reírse. Yo también me río, sintiendo que estoy en algún tipo de película.

Steve sigue bajándome los pantalones y las bragas en un movimiento rápido que solamente un amante experto podría saber realizar.

Me dejo ir en un orgasmo continuado mientras su lengua investiga muy al fondo de mi coño. Me separa los finos labios externos y pasa ligeramente la lengua por mis labios internos provocándome una sensación que me sacude el cuerpo con estremecimientos de éxtasis. Hunde su lengua muy dentro de mí, moviéndola de aquí a allá al principio y, después, dejando descansar la barbilla, empieza a lamerme y a comerme. Oigo que su respiración aumenta cada vez que me corro.

Y después, igual de ágil como lo ha hecho antes, me coloca encima de él, de forma que mi coño esté sobre su boca. Mis jugos empiezan a llenarle mientras él gime por lo bajo. Mis manos descienden hasta su miembro excitado que está presionando contra la cremallera de sus pantalones.

Me retiro de su cara y empiezo a desabrocharle la camisa, mis dedos se dirigen rápidamente hacia la cremallera ya que no puedo esperar más, quiero tenerle dentro de mí. Deslizándome hacia abajo coloco su verga en mi boca, chupándosela hasta que noto que su cuerpo se arquea y se estremece.

Aparecen pequeños chorros de semen por la punta de su miembro y los lamo. «Mmmm, es delicioso. Eres fantástica», me dice dulcemente, jugando con mi cabello. Paso mi cabeza por sus pelotas y se las lamo, hasta que noto que está preparado para correrse. Quiero que se corra, pero lo quiero más tiempo dentro de mí.

Me subo encima de él y lo noto muy adentro. Tiene el miembro tan largo que me llena del todo y siento que su erección me llega hasta el ombligo. Con sus dos manos me coge los pechos mientras lo cabalgo. Me inclino y le beso su bonita boca, los ojos, las mandíbulas, rogando que se corra para que podamos continuar haciendo el amor con la intensidad con la que hemos empezado.

Al cabo de unos minutos Steve me da la vuelta, de modo que él se pone encima. Su fuerza y su tamaño son irresistibles para mi pequeña estatura y me coloca las piernas sobre sus hombros. El sentir su miembro empujando contra el clítoris me hace correr otra vez y es entonces que noto que él se corre.

Le vuelvo a besar cariñosamente. «Hueles a galleta», le digo. «Eso me han dicho», sonríe. «Y, ahora, ha llegado el momento de limpiar la galleta». Se levanta y se separa de mí y se dirige al lavabo de la oficina. Regresa con una toalla caliente húmeda y empieza a limpiarme. Sus movimientos son tan delicados que me vienen lágrimas a los ojos y le toco la mano.

Se inclina y me besa la frente, respira profundamente y me dice en un susurro, «Así que ...¿qué te ha parecido el follar con un hombre joven? ¿Te ha gustado?»

«¿Gustarme? Ha sido increíble», digo. «Nunca hubiese pensado que pudieras ser tan delicado, tan bueno» Le retiro un mechón de cabello que le cae sobre la frente. «Y me gustaría hacerlo muchas veces más. Gracias por llevarme a lugares en los que nunca había estado».

***Melissa**, 29 años, directora de restaurante*

Tengo fantasías varias veces a la semana. Depende de mi humor y de si me encuentro con mi pareja. Normalmente tengo este sueño cuando estoy intentando dormirme por la noche. Me relaja. resulta que me he quedado cuidando la casa de mi amiga mientras ella está de viaje. Un día, cuando me paro a

Georgia, *29 años, consejera financiera*

Desde los primeros años de adolescencia mi gran sueño ha sido tocarme mientras me imaginaba que era una niña y me acariciaban y cuidaban y un hombre grande y fuerte, parecido a mi padre, aunque no lo era, me sujetaba en brazos.

Ese hombre es muy cariñoso y atento conmigo, asegurándose de que siento placer y vigilando que su esperma no llegue a mi interior y me quede embarazada. Después, me lleva a un baño caliente y me pasa la esponja para lavarme. A continuación, me mete en una cama grande y blanda con sábanas blancas recién planchadas y me acaricia la cabeza hasta que me quedo dormida.

Annette, *31 años, redactora*

Muchas veces, cuando no puedo dormir por la noche, sueño con un hombre joven. Más joven que yo, pero no demasiado. La erección se le nota a través de los pantalones.

—Parece que vas a tener que hacer algo con eso, —digo, liberándole el miembro. Pronuncia un leve gemido cuando paso mis manos por su miembro endurecido. Le controlo del todo.

Le empujo la cabeza hacia abajo, apretándo su cara contra mi humedad. Puedo sentir cómo su lengua me investiga las partes íntimas. Me separa bien las piernas y les marca un sendero, lamiéndome por todas partes.

Enseguida me llega el orgasmo, mis jugos se derraman. Le aparto y me arrodillo a su lado, besándole. Empiezo por su frente, después voy descendiendo por su cara mojada por mis jugos. Empiezo a lamerle con delicadeza, la lengua le va dando pequeños golpes siguiendo el contorno de la garganta. Descendiendo poco a poco le lamo los pezones, estirando cada uno con la boca y sujetándolo por unos segundos. Él intenta empujarme hacia más abajo, pero me resisto. Este es mi espectáculo y yo marco el ritmo.

Finalmente, deslizándome más abajo del vientre, llego a mi meta. Me introduzco su palpitante verga en la boca, sintiendo cómo late. La noto deslizarse hasta el fondo de mi garganta. Empiezo a mover la boca, utilizando los dedos para acariciarle las pelotas y el miembro (cuando no está en mi boca).

Cuando noto que se acerca al orgasmo, me sirvo de las manos para acariciarle el cuerpo hasta donde puedo llegar. Sus músculos se tensan y explota, derramando sobre mí su cálida semilla. La pruebo, percibiendo cómo se desliza por mi garganta.

Nos abrazamos mutuamente por un rato, besándonos, toqueteándonos, relajándonos... ¿tal vez un poco más?

***Brittanny**, 32 años, directora de publicidad*

A veces sueño con la primera vez que hice el amor, cuando tenía catorce años, pero en vez de mi novio, me imagino que la persona con quien estoy es mi padre o mi hermano mayor. Él es mucho más sensual de lo que era mi novio. Aquella vez, todo se terminó en unos minutos y todo lo que recuerdo es que sentí dolor. Pero en mi fantasía, el hombre se centra en mi clítoris y me enseña cómo acariciarme yo misma. Me demuestra lo agradable que es que me acaricien los pezones y descubre un lugar secreto alrededor del agujero del culo que me hace gemir fuerte de placer cuando me hacen cosquillas. Él continúa acariciándome y examinándome hasta que, literalmente, estoy goteando y le ruego que me tome.

Después, me enseña cómo bajar sobre un chico y darle placer. Seguimos con nuestras lecciones hasta que soy extraordinariamente experta en recibir y dar placer. Luego, se va.

Anónimo

Muchas veces sueño que mi padre y yo hacemos el amor. En la realidad él era un hombre muy distante, pero en mis fantasías es una persona muy cariñosa que me adora.

Tengo unos doce años. Termino de ducharme y me giro para salir, cuando mi padre entra en el baño con una toalla. Estoy sorprendida, porque obviamente soy demasiado mayor para que me sequen y me vistan. Me siento extraña, pero es mi padre, así que empiezo a secarme el cabello mientras me observa. Voy descendiendo por todo el cuerpo, pero él dice, «Deja que lo haga yo».

Me frota el cuerpo hasta que me arde y se pone de color rosado. Después me coge de la mano y me conduce al dormitorio donde mi camisón está preparado encima de la cama, esperándome. Me estiro para darle un abrazo y agradecerle sus cuidados. Él gira la cara de tal modo que mi beso va a parar sobre sus labios. El beso se intensifica. Es espantoso, pero al mismo tiempo es extrañamente atractivo. Me echo hacia atrás y él parece comprender lo que siento, porque se ofrece a ponerme polvos de bebé sobre la piel. «¡Pero papá, no soy un bebé!» murmuro. Pero me dice que hará que me sienta bien y me secará, así que le digo que sí.

En la fantasía me dice que me estire boca arriba y me estiro encima de la cama, al principio insegura, pero después de un rato, me siento tan bien que empiezo a relajarme. Al fin y al cabo es mi papá. Sus manos empiezan a descender por la espalda y por las piernas y, jugando, me pega en el trasero. Cuando empiezo a protestar, dice que ya está y recuerda que es un juego que solíamos jugar cuando yo era una niña pequeña.

Entonces, me pega otra vez un poco más fuerte. Intento escaparme. Me vuelve a pegar, esta vez no tan fuerte. A continuación, su paliza se convierte en otra cosa. «Mmmm, esto me gusta», gimo, sin darme cuenta de que estoy hablando en voz alta. «¡Papá, más, por favor, más, por favor... ooohhh!»

Él ha seguido descendiendo y ha empezado a lamerme mis partes íntimas. Estoy anhelando lo que solamente él puede darme. Me estremezco por las sensaciones que está causando en mi interior. Me estoy poniendo caliente y mojada. Quiero más.

Tina, 27 años, oficial de reclutamiento

Me inventé esta fantasía cuando estaba de vacaciones con mi novio. En el hotel había un hombre de raza negra y todo el tiempo estaba obsesionada con él. Tal vez la piel oscura le hacía más exótico, no sé. Pero deseaba a ese hombre. Imagino que llevo sólo un bikini y tropiezo con él cerca de la piscina. En vez de disculparme, le beso intensamente. Él me besa de la misma manera. Sus dedos me sacan la parte superior del bikini y me dice que soy muy bella.

Su boca se aleja de la mía y empieza a besarme el cuerpo. Me lame y me besa los pezones, haciéndome estremecer. No puedo recordar cuándo se desnuda, pero en algún momento está desnudo, y magnífico a su manera. La piel oscura brilla, tiene mucha intensidad. Me inclino hacia delante y le beso el hombro, preguntándome si sabe de distinta manera que mi novio. Oh, y tanto... tan masculino, tan dulce. Es difícil de describir, pero muy diferente.

Me empuja al suelo de la piscina y me quita la parte baja del bikini. Se desliza entre mis piernas. Puedo ver mis piernas apenas morenas sobre sus hombros oscuros. Estoy tan ocupada y maravillada de las diferencias entre nosotros dos que me asusto cuando su boca se desliza sobre mi. Noto que su lengua me está lamiendo las partes íntimas y no puedo creérmelo. Sus dedos se deslizan por el vello del pubis haciendo dibujos. Sus dientes me mordisquean ligeramente antes de que su lengua pruebe mi interior.

Instintivamente puedo notar que reacciono empujando hacia delante. Grito desilusionada cuando su lengua me deja, pero jadeo de placer cuando sus dedos continúan. Dejo de luchar para mantenerle cerca de mi a medida que mis piernas se apartan de sus hombros. Él se inclina sobre mí, su boca vuelve a explorarme el cuerpo. Los dedos entran y salen de mí rápidamente, enloqueciéndome. No puedo creer la forma que mi cuerpo está respondiendo a este desconocido. Ahora incluso puedo sentir que su miembro roza mi pierna mientras me acerco al orgasmo.

Le atraigo hacia mí con los brazos cuando empiezo a sentir que la marea me domina el cuerpo. Quiero sentirle junto a mí cuando grite. Mi humedad cubre sus dedos, todavía metidos muy dentro de mí. Ahora él está a punto, oh, muy a punto. Se mueve hacia delante y su miembro roza la humedad entre mis muslos. Sin embargo le aparto, hay algo que quiero hacer primero.

Puedo oír mi propia voz, fuerte y llena de deseo, «No, primero quiero sentir tu verga en mi boca». Aunque es mi voz, son palabras que nunca utilizo. Empiezo a arrodillarme, pero él me detiene. Nos trasladamos a una silla y se va girando muy despacio, de modo que su pene erecto me roza la mejilla.

Muevo la cabeza un poco, cogiéndosela con mi boca. Puedo sentir que se estremece dentro de mí, a medida que se va deslizando al fondo. Retiro hacia atrás la cabeza y dejo que salga para examinarlo un poco más. Mi lengua va marcando un sendero por el miembro, siguiendo una vena que late. Sin duda el miembro es más grueso que el de mi novio, pero más o menos es igual de largo. Sin embargo, el color es muy diferente, muy oscuro, la punta es de color morado oscuro, la verga de un tono chocolate oscuro.

Él trata de dirigirme de nuevo la cabeza hacia la punta del miembro, pero todavía no estoy preparada. Empiezo a lamerlo y besarlo muy lentamente. El control lo llevo yo. Su manos se relajan y deja que lleve el ritmo.

No puedo dejar de pensar en la sensación de su miembro. Dejo que éste me roce poco a poco la mejilla. Me parece que podría estar así eternamente, pero, pensando en él, me giro un poco y capturo la punta del miembro entre mis labios. Empujo hacia delante, sintiendo que se va introduciendo gradualmente. No he abierto la boca lo suficiente y mis dientes van rozando el miembro ligeramente.

Mis manos investigan su piel oscura mientras mi boca se mueve por su verga dura como una piedra. Sus manos me cogen la cabeza, ahora el miembro entra y sale, pero de pronto, su jugo caliente me llena la boca.

Yo me corro a la vez.

Lee*, 28 años, controladora de créditos*

No tengo fantasías durante la relación sexual. Mi pareja y yo nos inventamos una juntos en raras ocasiones. Por lo general una de provocativa y la representamos. Sin embargo, una vez que hemos empezado a hacer el amor me dejo llevar por las sensaciones y por lo que estamos haciendo.

En cambio tengo fantasías cuando me masturbo. Generalmente son variaciones sobre ésta: Estoy con un hombre indio. Soy su esclava servicial. Él tiene un pene muy largo y delgado que parece que puede doblarse y acariciar cada centímetro de mi vagina, incluso se las arregla para presionarme el clítoris mientras está dentro de mí. Mi amante me susurra a la oreja que para tener buen karma, tenemos que hacer todas las posiciones del Kama Sutra. Nos pasamos el resto de nuestras vidas unidos en un éxtasis sexual.

Linda*, 25 años, promotora de ventas*

Cuando tenía alrededor de catorce años estaba obsesionada con los hombres de raza negra. No tenía nada que ver con ser racista. Más bien tenía que ver con Denzel Washington, quien pienso que es uno de los hombres más sensuales. En esta fantasía, estoy en una fiesta, cogiendo una bebida de la cocina. Estoy un poco borracha y estoy ligando con este hombre negro que ha estado flirteando conmigo toda la noche. Me imagino que en la vida real habría gente entrando y saliendo, pero esta es mi fantasía, por eso de repente estamos los dos completamente solos.

De pronto, el hombre empieza a besarme. Siempre he tenido curiosidad por saber cómo sería el hacer el amor con alguien de una raza diferente a la mía (soy blanca). Me hace apoyar en la repisa de la cocina y se desliza al suelo entre mis piernas. Me aparta las bragas y su lengua enseguida encuentra el clítoris. Sus dedos me sujetan abierta y la lengua me da golpecitos en el punto. Me tambaleo un poco cuando me corro, mientras los jugos fluyen de mi sexo.

Se vuelve a levantar y me besa los pechos, cogiendo un pezón en su boca. Miro hacia abajo y veo el contorno de su rostro oscuro junto a mi pecho blanquecino y eso me hace sentir deseo. Me muerde el pezón con suavidad, después va ascendiendo, desliza la boca por mi cuello y por mi rostro, luego, me muerde la oreja con delicadeza. Me da la vuelta, recostándome sobre la repisa de la cocina. Me separa las piernas y me introduce rápidamente su cosa. Lanzo un grito ahogado por el tamaño, que es largo y grueso.

Lo hacemos rápida y violentamente, sin ningún tipo de restricciones. Los dos estamos exhaustos cuando llegamos al orgasmo. Nos arreglamos las ropas y volvemos a la fiesta.

***Vanessa**, 25 años, camarera*

Me siento atraída de un modo natural hacia los hombres blancos (yo soy antillana). Sé que mi familia me desheredaría si algún día terminase con un tipo de raza blanca, pero son éstos con los que sueño. Me gusta pensar en el contraste de mi piel oscura con un torso realmente blanco. Para correrme, sólo tengo que imaginarme su miembro blanco deslizándose dentro y fuera de mi coño ardiente y jugosa vagina.

***Jenna**, 28 años, violinista*

Me gusta pensar en un hombre negro de pie junto a mi cama. No sé quién es él, o de qué forma ha entrado. Está desnudo y su pene es increíblemente largo, al menos 28 cm., y está erecto. Entonces él se toca y me pregunta si quiero un poco. Su cuerpo oscuro brilla por el sudor. Es hermoso; sé que es peligroso, pero también sé que he de tenerle. Me lo introduce hasta que casi me hace daño. Se corre con tanta fuerza que me parece que he sido atrapada por una ola de éxtasis.

Antonia, *26 años, ceramista*

Me crié en una granja; desde muy pequeña vi copular a muchos animales. Eso me excitaba mucho. Cuando tenía más o menos trece años empecé a soñar en temas de sexo relacionado con animales. Todavía tengo alguna vez esas fantasías.

Otra fantasía que tengo es a base de escenas en la playa o en un valle cubierto de hierba rodeado de bosques muy espesos. Estoy desnuda, generalmente corriendo contra el viento con otra persona. Él es alto, fuerte y muy moreno, no bronceado de playboy, sino con un color natural de estar al aire libre. Por regla general, hay un caballo tordo con nosotros que puede estar pastando, o jugamos y lo montamos. Hacemos el amor sobre el caballo. Yo delante de él, mientras que él juega con mis pechos. El movimiento del caballo nos lleva hasta el límite. A continuación, nos dormimos y el caballo mantiene la guardia cerca.

Capítulo 8

La mente masculina

Introducción

Las fantasías eróticas ofrecen una excepcional oportunidad de ver los diferentes guiones que hay trás el comportamiento sexual de hombres y mujeres. Las fantasías de los hombres reflejan instintos básicos masculinos. Un estudio estima que los hombres copulan *mentalmente* un promedio de siete veces al día. Esto significa 2.555 veces al año. Otro estudio descubrió que la mitad de hombres pasaba el 10 % del tiempo soñando con temas sexuales. Por supuesto, los hombres pasan mucho más tiempo cada día soñando sobre relaciones sexuales que teniéndolas de verdad. Incluso los hombres que están en su luna de miel.

El principal objetivo cotidiano es pasión pura y gratificación física. Raras veces existen relaciones agobiantes, detalles emocionales, argumentos complicados, ligues, cortejos y prolongadas estimulaciones eróticas. Por el contrario, el interés principal es el cuerpo y las posiciones sexuales. La típica mujer soñada según la idea de los hombres es lujuriosa, se excita sexualmente con facilidad y quiere tener relaciones sin compromisos. Las fantasías de amor lésbico, o las fantasías en las que él y su pareja llevan a otra persona a su cama, son algunos de los viajes eróticos más corrientes que emprenden los hombres. No tiene tanta importancia quiénes sean las mujeres, siempre que él pueda ponerse cómodo y hacer que ellas le cautiven (a él y entre ellas mismas).

No tiene nada que ver con tus propias capacidades o debilidades sexuales. Los investigadores consideran que, para muchos hombres, esta fantasía expresa los aspectos femeninos reprimidos de su personalidad. En su subconsciente se podrían estar poniendo a sí mismos en el papel de una de las mujeres, y disfrutando verdaderamente de ese papel.

Al mismo tiempo, esta fantasía le ofrece un descanso de sus preocupaciones por tener que hacerse cargo entre las sábanas. Puede unirse o estar pasivo y disfrutar del espectáculo.

«Ella tiene que conseguirlo» es otro tema corriente de fantasía masculina. Para muchos hombres, el tener citas y hacer el amor tiene el peligro del rechazo. Estas experiencias dejan una sombra de duda en la mente de muchos hombres en lo que se refiere a si son realmente deseables para las mujeres. Por eso, el subconsciente les hace invocar a mujeres que nunca les puedan rechazar.

Su fantasía de que tú hagas el amor con otros hombres sigue las mismas líneas. Él quedaría destrozado si eso ocurriese en la vida real, pero en la fantasía, le dice algo acerca de su valía. Tú eres su mujer. De él. Y si eres deseable y eres de él, eso significa que él tiene un apoyo. El hacer que otro hombre lleve a su novia hasta el orgasmo también le permite preverte satisfecha sexualmente sin tener él esa «responsabilidad».

***Adam**, 27 años, analista informático*

Un triángulo con dos mujeres, creo que es la fantasía de todo hombre. Me resultaría muy difícil contemplar a dos mujeres desnudas mientras se lamen y estimulan mutuamente sin que yo tome parte y me una a ellas. Sólo de imaginarme estas bellas imágenes y los sonidos húmedos se me pone duro como el acero. ¡Desearía tener dos penes para poderlo hacer con las dos a la vez! ¡Oh, sentir mi pene bien al fondo de un coño caliente y húmedo y tener mi lengua metida en otro... ah!

Tengo este pensamiento casi cada noche. Sobre todo querría imaginármelo más que tenerlo, mientras me masturbo o tengo relaciones sexuales (lo que desgraciadamente no tengo en este momento). ¡Sí, me gustaría que esta fantasía se hiciese realidad! ¿Puedes encargarte tú?

***Matthew**, 30 años, controlador de tráfico aéreo*

Una de mis mejores fantasías es mi mujer en un 69 encima de otra mujer, mientras yo la penetro por detrás. La lengua de la otra chica estaría en la vagina de mi mujer y, al mismo tiempo, en mi pene, mientras le trabaja por abajo.

Otras cosas que me encienden son las ligas y los tangas. Vamos, soy un fanático, ver a las mujeres con ellos me vuelve completamente loco. Me gusta cuando puedes ver su contorno a través de los pantalones o de la falda de una mujer. Creo que también me gustaría usarlos.

***Colin**, 30 años, periodista*

Mi sueño es hacer el amor delante de un público desconocido. La idea de que toda esa gente me come con los ojos y me desea pero sin tocarme, me hace estremecer mucho. Espero que algún día pueda hacer realidad esta fantasía.

Anónimo

Mis recuerdos más cariñosos comienzan a los dieciseis años. Mi hermano mayor tenía veintidós y se acababa de casar con una chica punjabi, llamada Neetu. Ella tenía diecinueve años, una figura perfecta y no era muy alta. Tenía el cabello negro y largo trenzado hasta la rodilla, la piel de color blanco marfil, unos ojos de un tono verde claro, unas tetas tan firmes que casi nunca usaba sujetador, unas piernas largas y bien formadas y unos muslos firmes pero blandos, y ¡qué culo!

Siempre la había admirado, incluso antes de la boda, cuando enviaron la foto a nuestra familia. Ella llevaba un traje tradicional ceñido que aumentaba maravillosamente las curvas de su figura. Varias veces cogí la fotografía y me la llevé al lavabo para masturbarme.

Ella también tenía una estupenda personalidad, muy amable y divertida. Después de la boda, constantemente nos hacíamos bromas mutuamente y nos hicimos muy buenos amigos.

Un día vi que ella cambiaba. La puerta de la habitación de mi hermano estaba entornada y la vi completamente desnuda. Al instante se me puso dura. Ella se inclinó para secarse las piernas mojadas y le vi los labios del coño que, poco a poco, quedaban al descubierto por debajo de su maravilloso culo redondeado cuanto más se agachaba. No pude soportarlo. Empecé a masturbarme mientras ella se secaba con delicadeza. Me corrí contra las puertas azules cuando ella se giró dejando al descubierto su mata de vello y su maravillosa hendidura. Por suerte ella no me vio.

Este hecho se convirtió en el punto de partida de la fantasía que tengo siempre. Me encuentro caminando por el pasillo y oigo ruidos desde la antigua habitación de mi hermano. Él está dentro con su esposa y la está follando en cueros. Mis ojos se centran totalmente en el cuerpo de ella y en sus reacciones y ruidos de satisfacción. Tal como se mueve, esta chica pícara muestra un aspecto desconocido para mí. Como te puedes imaginar, tengo la verga en la mano mientras contemplo cómo se lo hacen a la zorrita de mis sueños. A mitad de la sesión me parece que ella está mirándome y me quiere dedicar sus movimientos. Le chupa la verga a mi hermano con verdadero entusiasmo, todo el rato mirando hacia donde estoy; a veces echa un vistazo al espejo para ver la reacción de mi verga. Al final ella se estira de espaldas, sus tetas moviéndose como locas. Ella sigue mirando en mi dirección cuando levanta las piernas hasta el pecho, abriendo el coño. Empieza a jadear mucho más fuerte, todavía mirando hacia mí, mientras es penetrada. «¡Oh, sí! ¡Fóllame! ¡Haz que me corra!» Gime. Me corro cuando la puerta se cierra.

***Louis**, 26 años, controlador de mercancías*

Esta fantasía se basa en algo que en una ocasión vi en una película. Ella está sentada en la barra, sola. La veo inmediatamente al entrar. Me acerco hacia donde está sentada y me quedo de pie cerca de ella, mientras pido una cerveza.

Ella me toca la pierna. «Te deseo», dice ella. «Te deseo esta noche». Sus dedos se vuelven más insistentes en aquel punto que me hace mover el pene. Sonriendo, me pasa la mano por ahí, apretándola con delicadeza a través de los pantalones tejanos. No puedo decir ni una palabra mientras me acaricia la verga debajo de la barra, lejos de la vista de los demás. Retira la mano, haciéndola pasar entre mis piernas y vuelve a sostener la bebida que tiene sobre la barra.

«Solamente con una condición. Yo establezco las reglas. Cualquier cosa que diga, que necesite, tu obedecerás».

Me quedo mirándola. Hasta el momento nadie me ha hecho una proposición igual.

«Me llamo Samantha. En realidad, las reglas son sencillas. Serás mío durante la noche. Harás lo que yo quiera. Hablarás cuando te diga que puedes hacerlo, te correrás cuando yo te dé permiso para ello». Aspira profundamente el cigarrillo, se inclina hacia mí, su pecho derecho me roza el antebrazo. «Si aceptas ser mío por esta noche, me obedecerás». Mi excitación aumenta. «De acuerdo. Te obedeceré por esta noche».

Ella se levanta. «Vamos».

Cuando llegamos a su coche, se sienta de tal forma que yo vea que no lleva puesta ropa interior. Yo me quedo mirando, pero ella me retira la cabeza.

«Gira la cabeza y mira hacia delante. No me volverás a mirar hasta que te pida que lo hagas. ¿Entendido?»

«Sí» contesto. «Entendido».

Llegamos a su casa y la sigo. Me pide que me duche. Mi pene se levanta enseguida cuando siento que el agua empieza a caerme por el cuerpo.

«No te muevas. Yo te secaré», me dice.

Coge la toalla y, empezando por la parte superior de la espalda, me seca con delicadeza el agua de la espalda. A medida que seca cada zona de mi carne, la va besando, lentamente. En el momento que llega a mi culo, mi cuerpo se agita anticipadamente. No me espero la bofetada en el trasero. Me doy la vuelta sorprendido, sólo para notar que sus manos en mis caderas me detienen. «No te gires». Me vuelve a pegar en las nalgas, no lo suficiente para hacerme daño, pero sí para darme cuenta que no tengo otra elección.

Me besa los lugares en los que me ha pegado, mordisqueándome delicadamente el culo con sus dientes. Me resulta muy difícil quedarme quieto. Sus manos me frotan la toalla sobre el pecho y el estómago, su boca va siguiendo cada centímetro de mi cuerpo. Justo cuando su siguiente paso va a ser la verga, ella se levanta.

Noto su lengua en la base de mi miembro. Trato de hacer fuerza dentro de su boca y siento el ardor de la palma de su mano sobre la parte superior de mi estómago. «Todavía no puedes correrte, no te puedes mover, no puedes hablar», dice ella.

Del cajón de un armario saca una gruesa tela de seda y la pone sobre mis ojos. Sus manos me acarician los pezones, dándoles vueltas con la palma de la mano. Siento un pinchazo, me está poniendo pequeñas pinzas en mis pezones. No estoy seguro de que me guste y estoy a punto de decir alguna cosa, cuando noto que me está estirando de las pelotas mientras juguetea con las pinzas. La sensación es fuerte. Me toma en la boca. Estoy luchando para no correrme. Siento que mis pelotas se tensan. Finalmente, después de lo que parece toda una eternidad, me susurra, «Ahora puedes correrte». Su boca me cubre la verga. Su lengua va dando vueltas a lo largo, a medida que ésta se va deslizando hasta el fondo de su garganta.

***Thomas**, 29 años, ejecutivo de la administración deportiva*

Hace unos años, estuve muy interesado por esta mujer del trabajo. Hablábamos sinceramente y con honestidad sobre cualquier tema posible, incluido el tema sexual. Un día me reveló que tenía una fantasía de una violación. Yo no me lo podía creer. Ella era seria, educada y yo creí que fantasear y charlar sobre violaciones no era correcto. Por eso le pregunté, «¿No querrás decir que quieres que algún matón te detenga en el aparcamiento con una navaja y te pida hacer el amor con él, verdad?»

Ella dijo «No, desde luego que no. Quiero que alguien me eche al suelo, que me tome».

Así es como investigué un poco y apareció la palabra violación. En su fantasía, eso era lo que ella quería. Estaba cansada de que los hombres le hicieran el amor con debilidad; cansada de oír la pregunta «¿te ha gustado?». Aunque sólo fuera por una vez, le habría gustado saber que alguien la deseaba tanto como para no poder aguantarse.

Nuestra relación era totalmente casta, pero yo fantaseaba constantemente sobre ser yo quien la violaba. En mi fantasía preferida, los dos habíamos estado dando vueltas por la ciudad durante horas antes de regresar a casa. Nos ponemos las batas para estar cómodos y preparo la cena. Dirijo la conversación hacia el tema del sexo. Mantengo la conversación en ese tema, hasta que ya no puedo soportar la tensión sexual. Entonces le digo de ir a la sala de estar para tomar el café.

Por supuesto, no le llevo el café. Espero hasta que esté a medio camino, voy corriendo hacia ella y la agarro por detrás, la empujo al suelo y la violo. Sin ningún tipo de estimulación previa, excepto por la conversación sobre sexo. Solamente embistiéndola.

Ella casi está llorando de alegría. Nos corremos a la vez.

***Ian**, 31 años, supervisor*

Con frecuencia me imagino que una mujer se masturba y realmente se excita mucho. No sé quién es, pero es muy provocativa, con grandes pechos, caderas voluptuosas y un conejito muy mojado. En otra fantasía me encuentro con mi amante, que se despierta a medianoche y empieza a seducirme. Sueño que ella pierde el control porque está muy excitada.

***Jim**, 32 años, subastador*

Tengo muchas fantasías, pero ésta es con la que me masturbo más a menudo. La mujer se basa en una persona que vi una vez en el trabajo. Llevaba un vestido negro muy ceñido, con botones de arriba abajo por la parte de delante. En mi fantasía, los últimos están desabrochados y cada vez que ella da un paso puedo verle un muslo. Tiene unas piernas largas y bien formadas y puedo ver que lleva medias sujetas por ligas. Noto que el miembro me tiembla bajo los pantalones. Sus espléndidos pechos se balancean ligeramente cuando ella se gira hacia mi, y descubro que estoy lamiéndome los labios inconscientemente mientras los contemplo. Mis ojos descienden hacia sus caderas que se balancean discretamente.

Sin ninguna duda, la deseo. No me importa cómo, ni dónde, sólo sé que la quiero tener y ahora mismo. Me levanto bruscamente y me la encuentro al lado de mi escritorio, delante del suave sillón de piel. Mis dedos la agarran con fuerza por los antebrazos mientras ella se derrite contra mi pecho, y yo inclino la cabeza un poco para olerle el cabello. Huele a naranjas. A naranjas y a canela. Siempre huele lo bastante bien como para comérmela, y eso es exactamente lo que quiero hacer. La hago bajar hasta los gruesos cojines del sillón y me pongo de rodillas delante de ella. Ella gime suavemente ante mi prisa y se arquea hacía atrás. Rápidamente trato de desabrocharle los botones con torpeza, cada vez más ansioso de devorarla. Su sensual fragancia me llega a la nariz y saboreo el perfume, mientras su lujuriosa carne va quedando al descubierto centímetro a centímetro. Los pechos están desnudos y los toqueteo con delicadeza a medida que voy descendiendo.

Sigo preguntándome cuándo llegaré a la parte superior de las bragas, pero parece que no llego nunca. El liguero es de tela satinada de color rojo. Mis dedos lo acarician y en mi cara se dibuja una seductora sonrisa mientras ella me susurra, «Me he puesto esto precisamente para ti, querido».

Mis dedos siguen el exótico viaje hasta que noto una suave mata de vello. Sigo sin encontrar el borde de las bragas. Entonces, de pronto me doy cuenta que ella no lleva y casi desgarro los demás botones del vestido para conseguir el acceso a su excitación. El último botón queda suelto y dos de mis dedos gruesos se deslizan hacia el pubis y desaparecen en su interior. Ella deja salir un gemido en voz alta y separa más las piernas, para que yo pueda llegar con más facilidad a su tierno calor.

Mi lengua enseguida descubre el clítoris y lo baño con saliva, dando ligeros golpes rápidamente por el suave botón rojo. Su excitación va aumentado a medida que utilizo mi experiencia entre sus muslos. Ella se estremece de placer en el sofá y yo le cojo las piernas, una por una y las pongo sobre mis hombros. Le doy placer durante mucho rato; sé cómo acariciar a una mujer por todas partes. Ella se pierde en una especie de éxtasis. Su pasión aumenta y decrece igual que un vertiginoso viaje en unas montañas rusas, y yo la incito para someterla.

Finalmente me dirijo hacia arriba y mi boca encuentra sus ansiosos pezones mientras mi miembro endurecido se introduce por sus deliciosos pliegues. Empiezo a moverme ante sus caderas y mi boca explora el resto de su cuerpo, mientras mi brazo la coge por sus muslos, todavía levantados sobre mis hombros, y la punta de mi dedo le frota su clítoris endurecido.

Ella siente nuestra pasión y nota que se propaga por su pelvis. Su cuerpo empieza a sacudirse y a contraerse a mi alrededor. No es mucho antes de que yo pierda el control y me corra dentro de ella. Ella vibra contra los huesos de mis caderas mientras la recorren muchos orgasmos y yo sigo estimulándole la carne de sus partes íntimas. «No te detengas», me susurra con la voz quebrada. «¡No te detengas nunca! ¡Hmmmm!»

Me sonrío por el placer que obviamente le estoy haciendo sentir. Me gusta tener ese poder sobre ella. Me gusta poderle hacer flojear las piernas en cuestión de segundos, de minutos y de horas, lo que yo elija. Sé cómo proporcionarle placer. Cómo hacer que las terminaciones nerviosas le produzcan un cosquilleo cuando la toco. Cómo hacer que su cuerpo responda a mis delicados toqueteos. Ella sabe que yo y nada más que yo puede hacerla sentir de esta manera.

Larry

Soy un tipo de mediana estatura y siempre me ha gustado la idea de contemplar a mi esposa chupando una verga muy larga. Tengo dos amigos que nos visitan de vez en cuando. Uno de los dos tiene un miembro circuncidado muy largo, el otro lo tiene corto y sin circuncidar (al menos más pequeño de lo normal). Yo tampoco estoy circuncidado. Cuando estos amigos nos visitan, muchas veces hablamos de sexo y a sus mujeres no parece importarles. Contaré mi fantasía; desafortunadamente nunca la he llevado a cabo, a pesar de que a mi esposa le hubiese gustado la idea. La razón es que tengo miedo de la reacción de mis amigos:

Un día mis dos amigos vienen a vernos con sus esposas. Tomaríamos unas cuantas bebidas y, como de costumbre, nuestra conversación giraría hacia el tema del sexo. De repente, mi mujer dice, «Vamos a jugar». Despreocupadamente empieza a frotarnos la entrepierna y nos pide que nos pongamos de pie uno al lado del otro. Nos desabrocha los cinturones y nos baja los pantalones.

Sin hacer comentarios, coge un montón de periódicos y cubre el suelo delante de nosotros. Nos ordena que nos masturbemos mientras ella contempla, y nos promete que el que dispare el semen más lejos (según se determinará por las manchas de esperma de los papeles de periódico) recibirá una mamada. Nosotros nos empezamos a masturbar febrilmente, mientras mi mujer nos contempla divertida. Mi amigo tan bien dotado dispara primero, el disparo de su eyaculación llega mucho más lejos que nuestros lamentables chorritos. Como recompensa, mi mujer le da una prolongada y ruidosa felación mientras nosotros miramos. De repente, con la verga de mi amigo en la boca, nos coge nuestros penes sin circuncidar, nos retira el prepucio y empieza a friccionar las puntas de los dos penes uno con otro.

A continuación interrumpe la tarea con la boca y acerca el prepucio de mi amigo al extremo de mi pene. A mí se me pone muy duro y me pongo muy rojo porque me he excitado con el contacto del pene de otro hombre delante de mi esposa.

Después mi mujer nos dice a los tres que nos quedemos de pie, bien juntos. Con las dos manos nos coge los tres penes, se lleva los tres a la boca y empieza a chuparlos hasta que nos corremos. Luego, nos dice que limpiemos todo y nos vayamos. Esa es mi fantasía. No sé si muchos maridos la comparten.

Arnold*, 33 años, agente de seguros*

Esta es la fantasía que me imagino cuando me estoy masturbando. Una antigua novia está en un bar, cuando de repente sujeta al camarero. El resto de la actividad del bar se detiene, mientras ellos dos se empujan mutuamente contra la barra y empiezan a follarse de un modo enloquecido sobre la misma.

Todos empiezan a quitarle la ropa a ella y a manosearla. Ella gime de placer en voz alta.

Jim*, 25 años, ejecutivo de ventas*

Estoy atado a una cama con dosel, mientras dos mujeres con ropa interior muy atractiva están haciendo el amor en un extremo de la cama. Yo estoy allí estirado, esperando que ellas terminen, pero pasan varias horas y no me llega el turno. Al final me vierten aceite por todo el cuerpo y frotan sus cuerpos contra mi piel resbaladiza hasta que me corro. Esta es una de mis fantasías preferidas. ¡Incluso he tenido que toquetearme mientras la estaba escribiendo!

Neil*, 26 años, fotógrafo*

Supongo que es algo muy machista, pero sueño con dar placer a dos mujeres a la vez. Mi fantasía es más o menos la siguiente: estoy en un pub y dos chicas que son amigas están intentando entablar conversación conmigo. Ellas no están planeando un *ménage à trois*, creen que elegiré a la que más me atraiga. Pero a mí me gustan ambas, y les pido a las dos que pasen la noche conmigo.

Me llevo a una de ellas a la ducha y cuando la otra viene a buscarnos, se desnuda y dice que no quiere perdérselo. Fundamentalmente, estas dos chicas maravillosas me están enjabonando y se están aprovechando de mí. Mientras lo hago con una, la otra la está toqueteando y yo contemplo cómo se dan placer mutuamente.

***Mark**, 28 años, camarero*

Voy conduciendo un coche descapotable, el cielo está despejado y me encuentro solo con esta chica pija y provocativa. Todas las carreteras están vacías y mientras ella conduce y cambia de marchas, su falda empieza a subírsele hasta los muslos. A cada momento nos encontramos demasiado entusiasmados como para continuar conduciendo y nos paramos a un lado para hacer el amor sobre el capó, en el asiento de atrás, incluso apoyados contra la puerta. Después volvemos a conducir, con la música resonando por el estéreo.

***Graham**, 25 años, diseñador gráfico*

Estoy haciendo el amor con una mujer que tiene unos pechos tan grandes y suaves que no puedo sujetarlos con las dos manos. Después, ella me pide que se los lama y le mordisquee los pezones hasta que me diga que pare. En mis manos parecen enormes y disfruto jugando con ellos. A continuación, me hace poner de forma que mi pene esté entre los dos pechos y cubierto por ellos. Lo hacemos de este modo. Cuando acabo, me caigo dormido con mi cabeza entre sus pechos.

***Tim**, 22 años, estudiante*

Tengo las mismas fantasías con algunas variaciones. Mientras estoy dormido, una mujer desconocida irrumpe en mi casa y entra en mi habitación. No la oigo, pero me despierto cuando me hace una mamada. Cuando miro su cuerpo, ella lleva una minifalda de cuero y unas botas altas de charol de color negro. Me esposa y me ata a la cama. A continuación, se pone encima de mí y me pide que la satisfaga. Es sorprendentemente divertido. Cada vez que estoy a punto de correrme, ella deja lo que está haciendo y pasa a alguna otra cosa. Luego se sienta encima de mi cara y me imagino oliendo su falda de cuero mientras hacemos el amor oralmente. No hago ninguna de estas cosas en un orden en particular y, generalmente, agoto el tiempo de pensar sobre ellas antes de correrme. Pero, fundamentalmente, me gusta la idea de ser dominado por una mujer que no conozco.

***Tony**, 26 años, asistente de marketing*

Cuando tenía dieciséis años me sentía atraído por la compañera de mi madre. Todavía sueño en que voy de la mano por una mujer mayor, aunque en la actualidad no es ella. No es nadie, en realidad, sólo alguien experto en el sexo, seguro de sí mismo y exigente. Ella hace cosas como sacar un vibrador de un cajón y enseñarme a utilizarlo con ella. Es como si me estuviese dando las lecciones de biología más eróticas de mi vida. No es tímida en ningún aspecto y es muy explícita. Me dice exactamente lo que les gusta a las mujeres y yo lo hago.

En una ocasión me ligué a una mujer casada y a veces lo recuerdo, aunque tengo que adornarlo y hacer que parezca que ella es mayor.

***Simon**, 26 años, contable*

Soy detenido por una oficial de policía que me lleva a una habitación para interrogarme y me seduce. Empieza diciéndome que tengo que aprender una lección. Se saca las esposas y me desnuda antes de ponerse encima. Yo estoy desnudo, pero ella se deja puesto el uniforme, incluso las bragas, lo que es muy excitante. Eso añade una sensación de necesidad y de secreto que me hace tener una gran erección.

Lo excitante de todo esto es que ella sabe que debería ser profesional, pero como soy tan extraordinariamente irresistible, arroja por la ventana toda su profesionalidad. Me gusta el poder que ejerzo sobre ella para convertirla en una maníaca sexual. Obviamente se trata de una fantasía que nunca he vivido y que probablemente tampoco querría.

Craig, *27 años, técnico de laboratorio*

Nunca he tenido el valor de ir con una prostituta, pero eso no me impide soñar con ello. Yo me paro simplemente junto al bordillo y ella sube al coche. Lleva botas, un impermeable de plástico brillante y nada debajo. Nos dirigimos hasta una calle solitaria y entonces ella me pregunta qué servicios deseo. «La mejor mamada del mundo», le digo y eso es lo que me hace. No sé por qué, pero me gusta el hecho de que sea como una transacción comercial y no haya un compromiso afectivo. Puedo decirle exactamente cómo la quiero sin sentirme avergonzado o crítico. Eso no significa que no desee comprometerme emocionalmente con las mujeres con las que tengo relaciones en la vida real. Sólo que a veces deseo un polvo rápido y sin preguntas.

Ethan, *25 años, agente de seguros*

En una ocasión, en la oficina entró una clienta para una reunión y llevaba una falda muy corta sin bragas debajo. No me lo podía creer, estaba sentada enfrente de mí y cruzaba y descruzaba las piernas sutilmente. Yo podía verle todo. Era excitante y al mismo tiempo me daba miedo. No dejaba de pensar qué haría si mis compañeros no estuviesen allí.

Lo convertí en una fantasía cuando llegué a casa. Después de la reunión me pide hablar conmigo en privado y con una violenta erección, cierro la puerta y lo hacemos sobre la mesa de la sala de juntas.

Carl, *25 años, programador informático*

Conozco a esta chica en un pub y viene a casa conmigo. Abrimos una botella de vino, empezamos a tocarnos mutuamente y terminamos frotándonos uno al otro sobre la alfombra. Ella se desnuda y me pasa la ropa interior; voy a dejarla en el suelo, pero ella dice «No, póntela». Es una camisa de seda y unas bragas de encaje de color negro. Al principio me quedo sorprendido, pero cedo cuando ella me deja claro que no ocurrirá nada más hasta que lo haga.

Ella me toca con las manos la camisa de seda sobre mi cuerpo y el roce de la tela me excita de verdad. Luego me acaricia a través de esas bragas pequeñas y ceñidas, mientras que pasa con cuidado los dedos por los lados y el interior de ellas. Realmente se está excitando mucho y sigue diciéndome lo apasionante que es esto. Luego, se inclina y empieza a sacarme las bragas con los dientes. Cuando me las ha sacado, me saca la camisa y se pone a acariciarme con la mano usando la seda. Es tan agradable que me corro en cinco segundos.

***Grant**, 24 años, controlador de inversiones*

Tengo fantasías de vacaciones. En una, estoy esquiando con mis compañeros. Ellos ya están todos en las pistas, pero yo tengo resaca y no me puedo despertar a tiempo. Me encuentro encima de la cama totalmente desnudo cuando la asistenta del chalet irrumpe por la puerta. Es sueca, tiene alrededor de dieciocho años, es rubia y muy atractiva. Me pregunta si puede limpiar la habitación, al parecer sin darse cuenta de que no llevo nada encima. Le digo que sí. Ella empieza a ordenarlo todo y yo empiezo a masturbarme mientras la observo. La chica entra en el cuarto de baño para hacer la limpieza, pero sale desnuda. Me dice que le gustaría terminar el trabajo por mí, me coge con delicadeza con su mano y se inclina para besarme y lamerme las pelotas.

La otra historia de vacaciones ocurre en un avión. Viajo solo en primera clase. La azafata no para de inclinarse sobre mí, con un escote muy pronunciado, preguntándome si deseo alguna cosa. Finalmente, se acerca y me dice que parezco un poco pálido y que si querría estirarme un poco en su cabina privada. Me encierra con ella y me folla hasta dejarme exhausto.

***Dominic**, 32 años, ejecutivo*

Tengo que viajar mucho por cuestiones de trabajo. Muchas veces me excito y miro una de esas películas pornográficas de la tele del hotel. Después, me imagino a alguien estirado encima de mí. No me importa de qué sexo es, estoy muy caliente. Si es un hombre, sentiría que su pene se hunde entre mis nalgas a medida que disminuye el peso. Con una mujer, sentiría el suave cosquilleo del vello del pubis sobre mi trasero, justo antes de que sus caderas me envolviesen.

***Steve**, 32 años, banquero de inversiones*

Mi colaboradora es una de las personas más provocativas que he visto hasta el momento. Me he pasado muchas horas en mi oficina con esta fantasía cuando tendría que haber estado trabajando.

Ella entra en la habitación. El largo cabello castaño le cae por encima de los hombros en delicados tirabuzones, rozando de aquí para allá sus hombros desnudos, y provocando por su amplio escote al moverse. Se sonríe cuando levanto la vista hacia ella, dejo el bolígrafo y me recuesto en la silla del escritorio. Ella camina muy despacio y muy sensualmente a través de la habitación y a cada paso puedo percibir que mi temperatura aumenta.

Me pregunto qué sucederá si mi secretaria nos sorprende por accidente. Aunque creo que tal vez sepa que es mejor no interrumpirme cuando estoy con mi colaboradora. Es muy obvio lo que sentimos el uno por el otro.

Me quedo mirándola. Ella se desabrocha el vestido hasta que se queda casi desnuda del todo. Se sienta en el sofá de mi despacho, levanta los pies hasta el borde y separa las piernas, ofreciéndome una clara visión de su humedecida hendidura bajo el liguero de color rojo. Los bordes de encaje de las medias de seda enmarcan sus delicados pliegues. Pronuncio un suspiro muy fuerte y me toco ligeramente. Mi miembro empieza a ponerse erecto poco a poco, palpitando cuando la sangre se precipita hacia el extremo y la presión me hace soltar algunas gotas.

Ella desciende la mano derecha y se coge el sexo. Se masajea despacio, sensualmente mientras yo la miro con atención. Ondula sus dedos por su obertura hasta que otra vez empieza a notar la excitación entre los muslos. Es tan agradable. Ella sigue mientras yo miro, pronto se introduce un dedo y luego otro. Eso aún parece más agradable y, muy pronto, establece un ritmo. Yo controlo la necesidad de abordarla y con delicadeza me estiro el miembro erecto. Éste se pone rígido por el esfuerzo y enseguida me doy cuenta que estoy gimiendo.

Ella se levanta y se me acerca, poniéndose entre mis piernas, delante de la silla. Me reclino hacia atrás y abro las piernas anticipadamente. Me gusta sentir que su boca me envuelve. Me gusta contemplar como sus labios de color rojo brillante me engullen e intentan estirarme más adentro. Su lengua es fuerte y parece encontrar los secretos íntimos que yo intento ocultar. Mi cabeza está excitada y se estremece cuando ella la toca. Quiero llenar su boca y mirarla. Sabe cómo llevarme hasta el límite de la locura y devolverme sin peligro.

Me toca como un instrumento delicado. Estoy totalmente bajo su hechizo. Creo que puedo oír la música en mi cabeza, sonando al ritmo de sus movimientos y acompañada solamente por mis propios sonidos salvajes. Jadeo, grito y gimo al respirar mientras me trabaja a un ritmo frenético. Mis caderas se balancean hacia arriba, con delicadeza, pero con seguridad, tratando de introducir la verga más al fondo de su garganta. Ella parece devorarme y mi cuerpo se estremece cada vez que me veo desaparecer en esos deliciosos labios.

Sus manos no están ociosas, se mueven por el paisaje de mi cuerpo, explorando las partes más íntimas, precipitándome en un éxtasis que hasta el momento no sabía que existía. Noto un cosquilleo en las terminaciones nerviosas, desde los dedos de los pies hasta la nuca. Noto que voy a enloquecer o a explotar si no puedo descargar pronto. Ella me lleva al límite y, entonces, me aprieta la base para evitar que llegue al orgasmo.

Me lo hace así una y otra vez hasta que cree que ya he tenido suficiente y, entonces, me permite descargar. Me recuesto en el firme respaldo de la silla y espero que ese increíble calor fluya por mis costados y salga violentamente por mi miembro y salpique su lengua. Mi amiga suspira y me saborea.

Cuando al final mi cuerpo se relaja, ella apoya su cabeza en mi regazo y empiezo a apartarle cariñosamente su largo cabello castaño de la cara. Mis dedos se sienten bien sobre sus mejillas aterciopeladas y le acaricio desde las sienes hasta el cuello. De vez en cuando, las yemas de los dedos se detienen a acariciar los lóbulos de las orejas. Le gusta ese momento de atenciones y no hace ningún intento de moverse.

Un poco después suena el teléfono y empiezo a conversar con un compañero de otra parte del edificio. Le digo que estoy haciendo una pausa y quiero que nos encontremos más tarde para discutir los detalles del proyecto en el que está trabajando. Me río discretamente por la respuesta y miro hacia ella sonriéndome, con su cabeza todavía apoyada en mi regazo.

Phil, *29 años, banquero de inversiones*

Estoy escondido en el baño, contemplando a esta mujer mientras se prepara para acostarse. Es pelirroja, alta y musculosa, muy diferente del tipo de mujeres que busco generalmente. Se está poniendo ropa muy sensual, aunque está sola. Yo me lanzo; la cosa funciona y hacemos el amor. Al principio ella lucha, pero al cabo de un rato se queda abrumada por mi pericia sexual, se excita mucho y se rinde. Los dos continuamos hasta que tenemos un potente orgasmo.

Grub

Mi fantasía preferida consiste en formar un trío con mi esposa y otro hombre. Mi mejor amigo esta realmente muy bien dotado (vamos al mismo gimnasio) y me gustaría contemplar a mi mujer retorciéndose debajo de él mientras la penetra. Después de que él haya soltado su carga (dentro de ella), yo me hundiría entre sus hermosas piernas y le limpiaría el conejito. También me gustaría probar su enorme polla o penetrarle por detrás mientras ella nos mira.

Creo que esta es una fantasía posible de realizar, ya que los tres nos emborrachamos en una fiesta de Navidad y mientras ella estaba bajo los efectos del alcohol, él la cogió y la besó apasionadamente mientras yo les contemplaba. También aprovechó para tocarla un poco. Mi mujer tiene unas tetas muy grandes y llevaba una túnica muy escotada. Afortunadamente, no había nadie alrededor. Sólo de pensar en esa escena me pongo increíblemente caliente. Mi mujer pasa vergüenza cuando saco este tema a la conversación y mi amigo dice que no se acuerda de nada (o al menos eso afirma).

***Bern**, 32 años, ingeniero*

Me despierto y me encuentro en la cama con una mujer que no es mi esposa. No se de qué manera he terminado allí, si me emborraché demasiado y la he recogido en la calle, o si es una prostituta. La mujer pronuncia un prolongado murmullo de puro placer. Su brazo se extiende cogiéndome ardientemente el miembro. Se ríe suavemente medio dormida.

—Hmmm, ¿estás otra vez preparado? —su voz rezuma sensualidad.

Desliza un muslo muy largo por encima de mí y se pone fácilmente a horcajadas sobre mis caderas. La sábana se aparta y yo disfruto del placer de su desnudez. Ella está morena y es muy ágil, tiene los pechos voluminosos y firmes, los pezones oscuros y arrugados. Su rostro rezuma sensualidad y deseo, tiene los labios hinchados y húmedos.

Me pasa su ardiente hendidura jugosa arriba y abajo de la verga, frotando a lo largo su clítoris endurecido. Está depilada y suave, muy diferente de mi mujer.

—Me diviertes —dice suavemente—. ¿Cuántas veces lo hemos hecho esta noche? Ocho, he contado. Y tres por detrás.

Mientras habla se recuesta para atravesarse sobre mi columna. Yo gimo en voz alta por la sensación de su ardiente tensión deslizándose por mi pene.

—¡Oh, Dios, eres tan grande! —ronronea—. ¡Sí! ¡penétrame! Yo contemplo bizco mientras mi potente miembro desaparece en su cuerpo elegante. Me rodea con su cueva ardiente y mojada, sus músculos me estiran más hacia el fondo. Empieza a montarme, balanceándose arriba y abajo cada vez más deprisa, el extremo de mi pene golpea con fuerza el cuello del útero a cada acometida.

Esto es puro sexo como nunca había experimentado anteriormente. La mujer se recuesta, sujetándome las rodillas con las manos, frotando mi verga contra la parte frontal de su vagina, y aúlla de placer cuando la hago abrirse más. Ella empieza a sacudirse y a retorcerse, lloriqueando al borde de llegar al orgasmo. Para mí, acostumbrado a una mujer que se corre en silencio, si es que lo hace, es demasiado excitante para soportarlo. Exploto dentro de ella con una violencia que me sorprende.

Debo llenar cada grieta de su interior con mis primeros chorros, ya que enseguida mi néctar espumoso y blanco empieza a salir a chorros de mi pene, empapándome el vello del pubis y cubriendo su pelvis y muslos. Noto las contracciones convulsivas de su vagina exprimiendo toda la semilla de mis pelotas.

Finalmente estamos exhaustos y ella se sienta allí, con sus pechos sudorosos subiendo y bajando, todavía sujetándome en su interior.

***Daniel,** 32 años, oficial de seguridad*

En mi fantasía estoy desnudo en la cama, por regla general duermo con pijama. Tengo una erección pero es diferente, es más fuerte, más potente, como si hubiera sido ininterrumpida durante toda la noche. Cuando alargo la mano para tocarme el miembro, me doy cuenta que, por lo menos, es el doble de largo y de grueso de lo que es mi miembro, de una medida bastante corriente. Esta vez es un sólido cilindro ardiente de fuerza bruta, erecto y nervudo, que late con vida. Es irresistible no acariciarlo. Mi corazón late muy deprisa con una mezcla de miedo y de excitación.

Me las arreglo para mantener de momento las manos alejadas de mi verga, de la que me he enamorado, para investigar otras partes de mi cuerpo. También soy más musculoso, tengo pelo en el pecho y no tengo barriga por comer demasiado sin hacer suficiente ejercicio. Me siento muy en forma, enérgico.

Vuelvo a mi pene, incapaz de mantener las manos alejadas de él. Paso el resto del día acariciándome de orgasmo en orgasmo. Es inagotable.

***David,** 29 años, consejero legal*

Cada vez que paso con el coche por delante de esa antigua casa victoriana en la Avenida Elmwood, tengo el mismo pensamiento ardiente. La casa en la que una persona se cría, generalmente, está llena de interminables recuerdos, pero en mi caso solo me viene uno a la mente. Se trata de Kerry, mi hermana pequeña. A Kerry la llamábamos princesa porque era muy bonita. Incluso cuando estábamos en la universidad, a veces aún la llamaba así.

Kerry y yo sólo nos llevábamos diez meses de diferencia (yo era el mayor) y estábamos excepcionalmente unidos para ser hermano y hermana. También nos peleábamos, como es normal. Sin embargo, lo que no era tan normal fueron los sentimientos que yo empecé a sentir por Kerry en la universidad. Mirando hacia atrás, puedo indicar exactamente el momento en que dejé de ver a Kerry como una hermana y la vi como una mujer joven sumamente atractiva y deseable. Cuando nos reuníamos durante nuestras visitas a casa procedentes de las distintas universidades, me descubrí contemplando su trasero o relamiéndome a causa de sus tetas. Empecé a soñar con ella cuando me masturbaba, e incluso hubo un par de ocasiones que empecé a excitarme sólo por estar en la misma habitación que mi hermana.

Todo era muy confuso. Pero, al mismo tiempo, era excitante y hacía reír. Los orgasmos que tuve después de hacérmelo con las imágenes de Kerry en mi mente fueron los mejores que he tenido nunca. Debo decir que el pudor nunca fue una gran prioridad en nuestra familia. No es que caminásemos desnudos delante de los demás, pero nadie pensaba nada malo de ver al otro en ropa interior. Desde que empecé a tener estos sentimientos por Kerry, he estado esperando para vislumbrar a mi hermana en bragas y sujetador, pero eso nunca ocurrió.

Esta es mi fantasía favorita sobre Kerry.

Kerry ha salido invitada y regresa un poco achispada de *Margaritas*. Si la luz del otro sigue encendida siempre charlamos un poco después de nuestras citas, y yo tengo la luz encendida cuando Kerry regresa tambaleándose a casa esta noche. Aún así entra. Estoy casi dormido y lo siguiente que sé es que alguien se revuelca a mi lado y empieza a hacerme cosquillas.

«¡Kerry! ¡Demonios, estás borracha!» «Borracha no, David», dice ella. «Solamente muy cachonda». Ella está más que cachonda y su buen humor es contagioso. Empieza a hacerme cosquillas otra vez, y antes de darme cuenta he apartado un poco las sábanas. Siempre duermo en cueros y, gracias al entusiasmo de las cosquillas de Kerry, mi pene queda al descubierto un par de veces. Ella lo señala riéndose mucho, desde luego, y a partir de ese momento juega a lograr verlo de nuevo una y otra vez. En esas circunstancias, con ella arrastrándose sobre mí, empiezo a excitarme. Cuanto más refriega su cuerpo contra el mío, apretando sus grandes tetas contra mi pecho desnudo y besándome juguetonamente, más dura se me pone la verga a cada momento. No tiene sentido que le permita verme con una erección. ¿O sí? Mi cabeza da vueltas a todas las posibilidades. Después de todo, creo que es ella la que provoca esta locura.

Sigo creyendo que ella no controla del todo y podría ser que no recordase nada. Pero cuando estos pensamientos me pasan por la cabeza, no tengo ocasión de hacer nada, porque de repente, Kerry da otra potente arremetida y me baja las sábanas hasta las rodillas. El miembro grande aparece a la vista, los 20 cm., completamente erecto y apuntando directamente hacia el techo. Empiezo a estirar la almohada para taparme el regazo, cuando veo la expresión de la cara de Kerry. «¡Caramba, David!» dice ella con voz entrecortada, llevándose una mano automáticamente hacia sus pechos. «¡Es la polla más espléndida que he visto nunca!» «¿De verdad?», le pregunto sorprendentemente calmado. «Sí», dice ella, inclinándose un poco más cerca para verlo mejor. Es como si ella estuviese inspeccionando una obra de arte, y yo casi estoy disfrutando de la forma en que ella la mira con ojo crítico. «Es mucho más gruesa que la de Steven. Y también más larga». (Bien, creo que eso me resuelve el misterio de si ella se acuesta con su novio o no). «¡Y vaya con ese par de enormes pelotas!» «Venga Ker», le digo finalmente casi avergonzado. «Me haces sentir como un toro premiado en una feria del condado».

«Bueno, tal vez es así como te veo ahora mismo», responde ella. Durante un rato, frunce el entrecejo mientras mira mi verga fijamente y entonces se acuerda que todavía lleva puesto el grueso abrigo. Se lo saca y me mira socarronamente. «¿Tenemos que jugar limpio, no crees, David?» «Claro». No sé a lo que ella se refiere, pero contemplo sin respiración como se desabrocha la blusa y la lanza a un lado. A continuación le sigue el sujetador, y vuelvo a suspirar cuando deja sueltas esas espléndidas tetas y las deja balancearse libremente. Debe utilizar un sujetador que realmente le reduce el pecho, porque sus tetas son mucho más grandes de lo que yo pensaba. No exagero cuando digo que podría haber aparecido en un póster, su cuerpo joven es perfecto. «¿Qué opinas?» pregunta ella, cogiéndose en las manos sus dos tetas a la vez y levantándolas hacia la cara.

Mi miembro se sacude cuando veo a mi hermana lamiéndose los pezones y moviendo la lengua en mi dirección. «¡Caramba!» Es todo lo que puedo decir. Aún hay más. Mientras Kerry se come con los ojos mis partes íntimas, se deshace de la falda y se toma unos minutos para dejarme disfrutar viéndola solamente con bragas. De nuevo vuelvo a pensar que realmente sería perfecta para un póster, especialmente cuando se pone en varias poses provocativas para mi deleite. Cuando mi hermana se frota sus partes íntimas con ambas manos y se relame los labios, casi pierdo el control. «¿Preparado para el descubrimiento?», ella me provoca. Engancha los pulgares en las bragas y se las baja unos centímetros. «¡Oh, sí!» digo. Kerry se pone de pie y se inclina sobre la cabecera, sus partes íntimas solo a unos centímetros de mi cara.

Puedo oler su sexo, y el dulce perfume casi me marea. Me gusta ese olor y no puedo soportar el estar tan cerca que casi puedo frotar la nariz en el nailon de las bragas de mi hermana. Siento que Kerry me coge la cabeza y la sujeta mientras ella arrastra las caderas hacia arriba. Mi lengua lame la delgada barrera de nailon entre su jugosa vagina y mi boca hambrienta de sexo. «Sí». Ella suspira. «¡Sí!».

Muy pronto las bragas de Kerry están goteando por mi saliva y puedo ver la mata oscura bajo el nailon rosa. Ya no puedo soportar por más tiempo esta provocación y estiro la mano hasta la goma de las bragas. Lentamente se las voy bajando, dejando desnuda la «uve» de pelos castaños del pubis señalando hacia mi objetivo. Al final, esas bragas están alrededor de las rodillas de mi hermana y ella se las ingenia para sacárselas cuidadosamente. «¡Qué coño tan magnífico!» grito. «Es todo tuyo, David», ella suspira. Cojo a Kerry por el culo y la acerco un poco más. Ella abre las piernas para dar la bienvenida a mi lengua y, finalmente, pruebo lo que he estado deseando todo el rato. Es delicioso. Ella se corre una y otra vez.

Capítulo 9

Compartir tus fantasías

Introducción

La reacción al compartir tus fantasías es diversa. Los expertos aconsejan andarse con cuidado; generalmente opinan que tus fantasías sexuales es mejor mantenerlas en privado, al ser éstas una parte secreta de tu vida en la que son expresados tus deseos, esperanzas, temores, enfados y otras emociones muy íntimas. Parece que el compartir no sólo puede estar cargado de reparo: los estudios han descubierto que muchas personas, cuando comparten sus fantasías más provocativas, descubren que, en vez de tener chispa, el asunto fracasa.

Dicho esto, los sexólogos han descubierto que, por otra parte, el revelar fantasías sexuales puede ser divertido, sensual, puede encender la relación, añadir excitación y unir más a las parejas. Pero recalcan que solamente ocurre si entre la pareja existe un alto grado de intimidad, de responsabilidad y de confianza. Si deseas tener un momento de confesiones íntimas, sinceras, de tus fantasías (o sobre fantasías en general) con tu amante, te daré un consejo: vete ascendiendo el grado de erotismo muy despacio. No importa el tiempo que llevéis juntos, tú misma puedes sentirte avergonzada o asustada si, de repente, él muestra interés por una mujer de pechos grandes, mientras se pregunta si su pene está a la altura de las circunstancias, después de escuchar que tú estás deseando ser acariciada por un grupo de mujeres.

Y sobre todo insiste (insiste) que sólo se trata de una fantasía y que no hay ninguna necesidad de realizarla, a no ser que los dos lo deseéis y os sintáis cómodos haciéndolo.

***Suzanna**, 31 años, diseñadora gráfica*

Mi novio tiene la fantasía de que yo soy una virgen que él seduce. Le llevó mucho tiempo contármela, pero ahora hablamos sobre ella cada vez que hacemos el amor. Nos excita a los dos y tiene muchas variaciones, a veces, él es un sultán y yo soy su esclava. En otra, soy una niña pequeña y él es mi profesor (una vez me excitó mucho cuando fingió imponerme un castigo, «un correctivo», dijo). Pero mi fantasía preferida es en la que los dos fingimos ser adolescentes jugando a los médicos.

***Michele**, 26 años, ingeniero*

A veces, mi novio y yo nos inventamos esta fantasía en la que él es otra persona. Puede ser alguien que conozcamos o un personaje famoso. La mejor es en la que él finge ser mi jefe y yo consigo darle las órdenes. Una vez pensamos en hacerla real, yo seduciría a mi jefe mientras que mi novio se mantendría oculto mirando. Sé que mi jefe se siente atraído por mí, así que no sería tan difícil. Pero la realidad no parece ser tan sensual como nos habíamos inventado.

Estoy contenta de que decidiéramos no realizarla, ya que no creo que después pudiese mirar a mi jefe a la cara.

Danielle, *32 años, pinchadiscos*

Tengo muchas fantasías: ser inmovilizada contra mi voluntad, hacer el amor de pie, «violar» a algún hombre que yo crea que es muy guapo.

Desde hace poco tiempo he empezado a compartir mis fantasías con mi pareja y los dos lo encontramos muy excitante. Yo pienso en tomarlo, en ser la que le seduce y la que lo hace todo, simplemente utilizándole como una especie de consolador viviente hasta que él se excita tanto que tendría que moverse y me diría que le haga el amor hasta el punto en que tenga que pedir ayuda para respirar. También nos gusta mi fantasía en la que estoy con muchos hombres y él me contempla.

Sin embargo, no creo que nunca las hagamos realidad, porque no creo que fuesen tan ardientes en la vida real.

Belinda, *21 años, estudiante*

Cuando le conté a mi novio una fantasía de acoplamiento simultáneo con dos estudiantes extranjeros de mi clase, él dijo: «Búscalo si quieres, pero si lo haces, no vuelvas». Y lo dijo convencido. No quería ni oír lo que yo soñaba y todo el asunto le pareció muy sórdido. Desde entonces no ha vuelto a tener confianza conmigo y cuando salgo sola me pregunta a dónde voy y con quién estoy.

Paula, *31 años, representante de equipos médicos*

Mi fantasía preferida es tener relaciones íntimas a la vez con dos prostitutos atractivos. Cuando la compartí con mi marido me llamó «pervertida enfermiza». Desde entonces no confía en mí. Y ahora la fantasía tampoco funciona para mí.

Isobel, *24 años, planificadora de mantenimiento*

Mi fantasía preferida se remonta a cuando tenía alrededor de trece años y descubrí por primera vez la magia de la masturbación. La fantasía era sobre una doncella secuestrada, atada con una capa muy elaborada, pero visiblemente desgarrada. Justo cuando el villano está a punto de atacarme, llega el héroe y me lleva a algún lugar muy solitario donde hacemos el amor.

La fantasía cada vez se fue complicando más a medida que yo era más experta; algunas veces aún recurro a ella mientras hago el amor cuando parece que no me pongo a punto. Pero desde que se la conté a mi amante parece que el romance ha fracasado. Ahora tengo una nueva fantasía en la que soy una virgen del siglo XVIII que trataré de mantener en secreto.

***Joan**, 27 años, madre*

Durante mi matrimonio he lamentado que nunca volviera a disfrutar de las relaciones salvajes que antes tenía.

Cuando me casé le dije a mi marido, «No creo que la pasión disminuya, si se acaba me iré de aquí». Pero de todos modos ocurrió y, por supuesto, no me marché. Este año he ido a visitar a una antigua amiga que me explicó que tenía una relación sexual con una mujer, y disfrutaba mucho de ella. Mientras conducía hacia casa, empecé a tener fantasías salvajes sobre mi marido, como aquellas que tenía cuando empezamos a salir juntos. Al llegar le expliqué lo que me había dicho mi amiga y lo que me había hecho sentir. Disfrutamos de la mejor relación sexual de toda la vida, la fantasía que inspiró esta relación tan fantástica trataba sobre mi marido, y para él, se trataba de mi amiga y su amante.

***Fiona**, 24 años, pintora*

Mi amigo desearía tener una relación a tres con otras mujeres que conocemos y eso me excita, pero hace poco le dije que yo quería tener una relación a tres o a cuatro con otro chico. Me gustaría ver a mi amigo intentando chupar a otro hombre, quizá me gustaría ver cómo lo abordan por detrás mientras que él y yo nos hacemos mutuamente el 69. A él no le interesa nada de todo esto, ni siquiera quiere inventarse una fantasía al respecto. Creo que piensa que estoy enferma por desear algo así.

***Jan**, 29 años, directora de ventas*

Mi novio y yo nos inventamos fantasías con regularidad. Eso hace que nuestra vida sexual sea más excitante. Esta es una de nuestras preferidas. Espero que algún día la podamos hacer realidad.

Generalmente dormimos desnudos, porque así nos sentimos cómodos. Muchas veces él me acaricia el cuerpo porque eso me ayuda a dormir. En nuestra fantasía me acaricia la vagina y los muslos superiores lo suficiente para excitarme mientras estoy durmiendo. Entonces empieza a hacer el amor conmigo muy despacio para que no me despierte realmente y en cambio permanezca en un maravilloso estado de somnolencia. Quiere que tenga un sueño húmedo, pero instigado por él. No sé por qué tengo esta fantasía, pero así es. Se lo dije y él me respondió que lo intentaría, pero que probablemente me despertaría o me daría la vuelta o algo así.

***Gabrielle**, 25 años, estilista*

Tengo esta fantasía siempre que recibo un masaje. No hace mucho la compartí con mi amante y la hemos llevado a cabo con él haciendo el papel de masajista. No es lo mismo, pero aún así me hace correr cada vez, lo que la relación sexual directa no consigue sin la fantasía.

La fantasía comienza cuando me desnudo y me pongo sobre la mesa, poniendo una sábana sobre la parte inferior de la espalda que me llega justo hasta la mitad de los muslos. Se abre la puerta y entra un hombre muy atractivo. Vierte un poco de aceite en sus manos y empieza a frotarme con cuidado. Cierro los ojos e intento que mi mente se centre en las sensaciones de sus manos deslizándose por mi espalda hasta la región baja, tan sólo rozando ligeramente la elevación de mi trasero.

Empieza a trabajar las piernas desde abajo en un ritmo lento y sensual. Ahora ya me he rendido totalmente a las sensaciones que corren por mi cuerpo.

Cuando sus manos se deslizan por los muslos yo pronuncio un gemido suave en voz alta, no soy capaz de aguantarme. Aprieto con fuerza mis partes íntimas contra la mesa y siento cierta presión de la humedad. Su mano se desliza un poco más arriba de mis piernas, moviéndose suavemente entre ellas, avanzando muy despacio, cada vez más cerca del lugar que yo quiero desesperadamente que me toque.

Me pregunta si estoy disfrutando, consigo decirle que sí (y me aguanto las ganas de gritar). Me dice que de vez en cuando da masajes en todo el cuerpo, pregunta si estoy interesada. Inmediatamente accedo. Me retira la sábana del cuerpo y, utilizando aceite, me da masajes en el culo, deslizando sus dedos entre mis piernas, sólo rozándome el sexo. Suspiro y aprieto sus dedos cuando se retiran, rozándome una vez más las piernas muy ligeramente.

Me da la vuelta con cuidado, dejando mi cuerpo a la vista de él. Vierte más aceite entre mis pechos, los dedos lo esparcen dando círculos alrededor de éstos. Los círculos se van cerrando a medida que sus dedos se van aproximando a los pezones. Después, provocativamente, empieza a trabajar desde mis pies hacia arriba.

Cuando sus manos se deslizan por la parte superior de mis piernas, yo aprieto contra sus dedos, sintiendo que se introducen lentamente. Dos dedos se deslizan dentro, mientras el pulgar me aprieta el clítoris. Me arqueo contra él, el orgasmo coge el control de mi cuerpo. El hombre se aparta, contemplando como me retuerzo encima de la mesa extasiada. Después, susurrándome que le visite la próxima vez que me sienta muy cansada, sale de la habitación, dejando que me recupere.

Nan, *25 años, masajista*

A veces, durante la relación sexual, transformo mentalmente a mi marido en Sylvester Stallone, Arnold Schwarzenegger, Jean Claude Van Damme, o algún tipo cachas que sea una mezcla de los tres. Sus brazos y su pecho son muy robustos, fuerza convulsiva bombeando testosterona. Yo, por el contrario, me siento pequeña, muy guapa, seductora y atractiva. Le he explicado a mi marido estas fantasías y a veces me anima a que le llame por el nombre de la persona con quien estoy fantaseando. Eso hace nuestra relación realmente sensual.

Otra fantasía que tengo y de la que no le he hablado es ser seducida cariñosamente por todas las Spice Girls. Simplemente no creo que él fuese capaz de comprender que yo estuviese con otra mujer, eso le asustaría y le haría pensar que soy lesbiana, lo que sin duda no soy. En la vida real nunca desearía estar con una mujer. Pero la idea es muy provocativa para mí, porque creo que una mujer sabría exactamente cómo excitarme sin que yo le diera ninguna pista.

Victoria, *28 años, enfermera*

Me imagino que vivo en una novela romántica del siglo XIX en la que nadie necesita ir a trabajar, ni está preocupado por citas o faxes, etc. Mi amante y yo pasamos el tiempo haciendo el amor y tocándonos, besándonos y charlando. Se une a mí en la cocina mientras preparo unos festines maravillosamente sensuales. Nos damos la comida mutuamente, tomándonos nuestro tiempo, chupándonos los dedos, las manos y los labios el uno al otro, y luego empezamos a hacer el amor incluso antes de acabarnos la comida. Nos sentamos delante del fuego a beber té y darnos masajes en los pies.

De vez en cuando, damos un paseo por el lago, admirando su espléndida belleza y algunas puestas de sol otoñales que siempre terminan con nosotros dos haciendo el amor.

Hace poco compartí esta fantasía con mi amante. Desde entonces, él ha seguido perfeccionándola y se ha convertido en un atractivo caballero que me salva del peligro, después de lo cual yo me entrego a él en agradecimiento. Tengo suerte de estar con un chico que conecta conmigo. Incluso nos ponemos vestidos de época extravagantes para mantener viva la fantasía.

Angela, *30 años, escritora*

Mi novio y yo vivimos a unos 500 kilómetros de distancia. Eso significa que gran parte de nuestra relación transcurre por teléfono o por correo electrónico. Sobra decir que el sexo por teléfono y por la red nos sigue funcionando. Esta es una carta que escribí a mi amante sobre un momento imaginario entre nosotros. Nos la leemos mutuamente por teléfono con regularidad y nos masturbamos mientras tanto:

Te masajeo tus agotados músculos con mis dedos expertos. Te toco hasta los tendones más profundos y alivio su dolor. Mis manos trabajan deprisa y se desvian juguetonamente aquí y allá mientras voy subiendo y bajando por tu cuerpo. Se sienten calientes y deliciosas contra tu carne.

Tocarte el cuerpo enseguida te excita y cada uno de mis sentidos intenta estar preparado. Huelo tu esencia masculina entre mis dedos. Oigo tu suave murmullo con cada caricia. Veo tu erección y me sorprendo por el recuerdo de tu miembro erecto rosado. Siento que mis nervios reaccionan a tus suspiros, a tus sonidos, a tus olores y a tu contacto. Parece que no tengo bastante y te rodeo el pene más que ansioso con mis uñas pintadas de rojo; empiezo a acariciarlo a lo largo con cuidado arriba y abajo, animándole a hacerse más grueso y ponerse más rígido.

Unas gotas diminutas se forman en la suave cabeza y yo las recojo con la punta de la lengua. Tu cuerpo se estremece de verlo y sentirlo, y yo te sonrío y te guiño un ojo. Sigo jugando con tu resplandeciente verga, chupándola con delicadeza cada vez que gotea, hasta que creo que estás a punto de llegar al orgasmo, entonces me aparto y te beso el pecho o los muslos hasta que noto que otra vez estás bajo control.

Después de estimularte durante mucho rato, me siento a horcajadas sobre tu pelvis y me dejo caer lentamente sobre tu miembro mientras miras. Gimes de placer al ver y sentir que mi cuerpo aprieta tu grueso miembro que desaparece dentro. Levantas las rodillas para introducirte más al fondo y empujas hacia arriba cada vez que me balanceo sobre ti. Aún te excita más el contemplar mi cuerpo moviéndose y balanceándose encima del tuyo y observar el placer en mi rostro. Me dejo ir.

Te monto furiosamente, mientras tus manos buscan a tientas una sujeción firme, pero no encuentran ninguna. Todo es movimiento. Fluido y siempre cambiante. Nos perdemos en él hasta que la ola final hace explosionar nuestro océano de pasión en millones de charcos diminutos y nos quedamos estirados, exhaustos por el momento.

Yacemos el uno al lado del otro, como amantes, respirando en un ritmo irregular, intentando controlarnos recíprocamente a un nivel normal. Siento que la humedad del sudor de nuestras cópulas repetidas se pega a tu cuerpo y roza contra el mío. Mis sentidos son muy sensibles en este momento. Igual que un misil en busca del fuego, noto que se te vuelve a levantar para la ocasión y me sonrío por lo bajo.

Mi cuerpo desea sentirte en mi interior otra vez. No tengo suficiente. Como sumida por la embriaguez busco beber otra vez, aunque no es una bebida lo que yo anhelo. Es tu miembro largo y escurridizo.

Tú notas mi pasión y rápidamente me haces arrodillar, con la cara cerca de las baldosas. Mis rodillas están apretadas dejando una estrecha entrada a tu miembro escurridizo. Te entretienes en mis muslos, restregándote con delicadeza contra mí, estimulando mis terminaciones nerviosas ya activas y, a continuación, te introduces poco a poco entre mis suaves labios.

Gimo discretamente cuando entras, balanceando las caderas hacia delante y hacia atrás siguiendo la música de fondo. Quiero que sea de forma lenta, sensual e íntima, y tú pareces leerme el pensamiento, poniendo mucha atención en seguir los movimientos de mi cuerpo y de la música. Cuando la música llega al nivel más alto, tú empujas más al fondo con cada crescendo. Me balanceo sobre ti de vez en cuando para salir al encuentro de tus sacudidas. La música comienza a intensificarse y los dos aumentamos nuestros movimientos hasta que de nuevo nos perdemos en la pasión y estallamos en un éxtasis orgásmico sobre el suelo. Tu cuerpo cubre el mío, piel contra piel, caliente en donde se tocan y frío donde no lo hacen. Es difícil de creer que nos hayamos hecho el amor tantas veces y de tantas maneras y nunca nos hemos acercado a una cama.

Te dejo recuperar la respiración y después salto de debajo de ti. Me levanto y te cojo la mano, levantándote por pura voluntad, porque ciertamente no soy lo suficiente fuerte para hacerlo. Me apoyas contra la repisa y tu boca cae sobre la mía con mucha fuerza. Tu pasión es casi sobrecogedora. Por un momento me quita la respiración y me siento mareada. Cuando por fin me sueltas, entierro mi nariz en tu pecho y te aspiro profundamente a ti y al oxígeno que pueda haber por el aire a tu alrededor. La sensación de mareo se me pasa y te empujo hasta el cuarto de baño.

Me acerco a la bañera y abro los grifos de agua, uno por uno, después abro un cajón y saco una caja de cerillas, raspo una en un lado de la caja y enciendo la mecha de varias velas. Cierro la puerta y me giro hacia ti, estirando la mano por detrás de mi cabeza para apagar la luz y dejar que nos envuelva la luz titilante de las velas.

Tu rostro se suaviza de inmediato, y pienso en lo apuesto que realmente eres, entre todos esos cabellos alborotados. Veo el cariño de tus ojos y recuerdo quién soy y dónde me encuentro con mucha claridad. Lo habíamos olvidado por un momento, pero ahora, la realidad nos lo recuerda mientras nos hundimos lentamente en el agua caliente de la bañera.

Chrissy, *29 años, vendedora de ordenadores*

Si veo un hombre atractivo, normalmente tengo fantasías sobre el aspecto que debe tener bajo aquellas ropas. ¿Tiene los muslos fuertes y firmes? ¿Cómo es su pene? Me imagino que se acerca a mí y me seduce, y siento su cuerpo contra el mío con su bulto en la entrepierna. También me pregunto qué sensación produce su piel y sus cabellos y cómo huele y qué gusto tiene.

Mi novio y yo somos muy abiertos sobre estas cosas y con regularidad hablamos sobre las diferentes personas que nos parecen atractivas, imaginándonos los dos juntos cómo resultaría hacer el amor con ellas. Esto añade excitación a nuestra vida amorosa, que de otra manera podría ser un poco aburrida después de cinco años.

Rowena, *31 años, recepcionista*

Esta fantasía está basada en algo que sucedió con mi novio en la realidad. De vez en cuando los dos revivimos el episodio, embelleciéndolo o simplemente recordando fragmentos cuando hacemos el amor.

El sol se estaba poniendo cuando entré en su coche. Era un coche descapotable y la capota estaba bajada. Una vez dentro, él me pidió que me sacase las bragas de debajo de mi corto vestido veraniego de algodón.

Me deslicé sobre el asiento de piel negro, ajustándome el cinturón de seguridad. Le lancé una mirada y me sonreí. Era muy apuesto, con su melena oscura y la piel bronceada. Su cuerpo estilizado y elegante se erguía detrás del volante. Puso la segunda marcha y a continuación la tercera. «Vamos a dar un paseo por el campo, preciosa», dijo tranquilamente, «Quiero que te reclines y te relajes».

El coche se pegaba a la carretera mientras el sol descendía detrás de los árboles. El cielo tenía un color anaranjado y rosado, y la brisa soplaba delicadamente en mi cuello. Podía oler las flores estivales mientras nos alejábamos rápidamente de la ciudad. El aire estaba cargado de calor, mientras ese día estival acababa su recorrido. Me sentía escapando hacia la libertad de la carretera.

Cerré los ojos, captando el perfume de él y sintiendo que el deseo aumentaba entre mis piernas. Deseaba tocarme, pero me sentía demasiado perezosa. Como si leyera mi mente, él alargó la mano y me tocó delicadamente el muslo. El calor y la fuerza de su mano, mezclado con el aire fresco de la noche, hizo que mi cuerpo se estremeciera anticipadamente. Siguió subiendo la mano un poco más, hasta mi tesoro depilado. Empecé a humedecerme de antemano.

Deseaba desesperadamente que me tocase, pero él no lo hizo. Mis manos alcanzaron los pechos y empecé a tocármelos tranquilamente; entonces descubrí que estaba jugueteando por debajo del vestido y pellizcándome los pezones, uno de cada vez, hasta que la intensidad y la necesidad de mi deseo se hizo irresistible.

Me estiré aún más en mi asiento y noté un dedo y, después dos, dentro de mí. Él apenas atendía a la carretera cuando me cogió con la mano el clítoris endurecido y empezó a friccionarlo con delicadeza. Cuanto más lo tocaba, más húmeda me ponía y, cuando ya no pude soportar más mi estremecimiento, le miré. Él sonreía, pero se concentraba en lo que estaba haciendo (y que me estaba volviendo loca). Siguió frotándome, acariciando el clítoris, sintiendo todos los jugos y utilizando la humedad para frotarme el clítoris una vez más. Yo arqueé la espalda y empujé sus dedos más al fondo.

«¡Sí, preciosa, así es como me gusta!», masculló él, «mójame las manos con tu deseo, no te reprimas, córrete para mí».

Como si la orden fuese lo que yo necesitaba, mi cuerpo estalló y mi orgasmo me hizo lanzar un grito contenido. Noté que estaba chorreando, corriéndome una y otra vez.

Al principio no oí que él detenía el coche y paraba el motor. Yo era consciente de la oscuridad y de las estrellas, pero la agitación sexual me envolvía. Él alargó la mano y presionó el botón que permitía reclinar el asiento. Poniéndose encima de mi con mucha agilidad, me levantó el vestido y fue bajando la cabeza hasta quedarse entre mis piernas. Mientras él me lamía mi punto endurecido, sentí que me ponía tensa otra vez, deseaba llenarle la boca, también quería tocarle, sin embargo no quería que se detuviese ni un momento. Me lamía de atrás a delante, descansando en el ano mientras lo rodeaba con la lengua.

Subiéndome un poco más el vestido, dejó al descubierto mi sexo desnudo. Al principio el frescor del aire me golpeó el cuerpo, pero el calor de su lengua me hizo volver. Se preparó para que su cuerpo estuviese encima del mío y yo pudiese sentir su miembro contra mis muslos a través de sus pantalones. Alargué la mano para tocarle su erección. Parecía magnífica.

Deslizándome debajo de él, cambiamos las posiciones de forma que fuera él quien estuviese reclinado en el asiento. Le empujé hacia atrás con delicadeza para poderle satisfacer. Bajándole la cremallera con un movimiento rápido, le agarré el miembro. Estaba rígido y ardiente y me gustó mucho su aspecto. Me incliné y le pasé la lengua por el extremo. Mientras le daba vueltas alrededor con toda la lengua, le clavé las uñas en la verga. Le recorrí el miembro con mis labios y, a continuación, me lo metí todo en la boca. Salieron unas gotitas por el extremo y las lamí delicadamente, sujetando sus pelotas con la otra mano mientras lo hacía. Cogí el miembro y lo froté con mi paladar y, después, otra vez hasta el fondo de la garganta. Mis labios lo envolvían y oí que él gemía en voz baja.

Le metí la mano por debajo de la camisa y cogí un pezón. Lo pellizcaba al mismo tiempo que lo chupaba y noté que él se retorcía y excitaba. Me agarró por el cabello y me lo estiró cuando me introduje su verga hasta la garganta. Mientras le lamía, noté que iba aumentando de tamaño. Quería que explotase, pero quería montarle. Retiré el miembro de mi boca y le fui pasando la lengua por su vientre hacia sus pezones mientras le besaba cada uno, chupándolos hasta que se pusieron tan erectos que pensé que él iba a estallar.

«Fóllame», me susurró, y todo mi cuerpo se estremeció.

Me levanté el vestido por la cabeza y coloqué el cuerpo de modo que pudiese sentarme encima de él y contemplarle mientras lo hacíamos. Introduje su pene largo y endurecido bien dentro de mí. La sensación fue muy intensa. Le sentí empujando contra mi punto G mientras nuestros cuerpos empezaban a sudar. Empujé mis pechos contra él y le besé intensamente. Mis piernas rodeaban el asiento, empujé sus nalgas hacia mí mientras le balanceaba furiosamente. Podía sentir cómo mi culo se balanceaba sobre sus piernas. Sus dos manos me cogieron los pechos, y mientras él los sujetaba me pellizcaba los pezones.

Yo le chupaba el cuello, le lamía los párpados, mis manos le sujetaban sus cabellos. Atraje su rostro a mi pecho, su boca en mis pezones, mientras le apretaba más y más hasta que me sentí a punto de estallar. Como si me hubiese leído la mente, dio una prolongada sacudida y sentí el líquido caliente dentro de mí.

Agitándome, me corrí con él. La intensidad sacudió todo mi cuerpo, las gotas de sudor me resbalaban por el pecho, el aire frío de la noche jugaba con mi cabello. Nos quedamos un rato de ese modo, deleitándonos de la belleza del momento.

Le besé durante mucho tiempo con fuerza y noté que él volvía a ponerse rígido en mi interior. Muy despacio le retiré. Él se apartó de debajo de mi cuerpo y abrió la puerta del coche. Poniéndome boca abajo, me pidió que me agarrase a la palanca del cambio de marchas. De pie detrás de mí, me cogió las piernas y las puso alrededor de su cintura. Me deseaba otra vez, ahora por detrás. Se puso entre mis piernas y me empujó la verga endurecida hasta el fondo. Me penetraba violentamente, una y otra vez y a cada impulso se sonreía por la profundidad de la penetración. Yo me movía al mismo ritmo que él, sin decir nada, pero balanceándome y moviéndome del mismo modo.

Esta vez no pudo aguantarse el orgasmo. Cuando me dio un último impulso, con sus manos en mis nalgas me agarró por la cintura para acercarme a él. Su descarga era sólida y me llenó con su néctar caliente. Arqueé la espalda agarrándome a la palanca del cambio. Sintiendo el calor, y también mi orgasmo, empujé hacia él completamente, hasta que ya no pude más. Él se apartó y con una mano sobre la parte inferior de mi espalda, fue siguiendo las huellas de mi sudor. Me quedé estirada allí, respirando en silencio durante un rato, mientras él empezaba a vestirse.

Me alargó una toalla que tenía guardada en la parte de atrás y, cuando me disponía a limpiarme, me la quitó y me limpió cariñosamente. Arrodillado delante de mí, me ayudó a ponerme el vestido por la cabeza. Me cogió la cara con las manos y la besó dulcemente.

Se dirigió al lado del conductor y subió. Puso el coche en marcha, y condujo de nuevo hacia la autopista. Lo único que dejamos atrás fue la luz de la luna llena. Sonriendo, regresamos a casa.

***Carla**, 29 años, ejecutiva*

Esta es una carta que recibí de un antiguo novio. Decía que había estado fantaseando sobre mí y sentía que tenía que compartir conmigo lo que había estado pensando. La carta me desconcertó porque, sinceramente, durante la relación sexual nunca había sido muy enérgico y ésa fue una de las razones para romper la relación. Desde que recibí la carta hemos hablado varias veces por teléfono y estamos pensando en volver a salir juntos. Esta es la carta:

«Estás boca abajo sobre la cama. No llevas ropa. La luz de las velas perfumadas oculta el reflejo del aceite que te estoy masajeando. John Coltrane está sonando suavemente por el equipo de música, mientras voy retirando la tensión de la parte superior de tu espalda lentamente.

»Voy descendiendo por tu espalda, friccionando en movimientos circulares, tomándome tiempo (¿qué prisa hay?), y la tensión que ha ido creciendo durante la larga semana de trabajo está desapareciendo.

»Sigo descendiendo por la parte inferior de tu espalda, tus nalgas, tus muslos, tus pantorrillas y, ahora, te estoy dando un masaje en los pies.

»Te pido que te des la vuelta y lo haces. Una vez más me quedo abrumado al ver tu cuerpo. Tus pezones se dirigen directamente hacia el aire y tu sexo está húmedo y excitado. Puedo olerte y tengo que resistir la tentación de hundirme dentro de ti justo en este momento.

»Vuelvo a empezar mi trabajo de nuevo, esta vez comenzando en las sienes. Te sorprendes por la tensión acumulada en ese punto, y aún te excitas más a medida que los músculos de la cara se relajan. Ahora voy descendiendo, masajeándote las mejillas, el cuello, los hombros.

»Después de darte un masaje por los brazos, sigo por tus costados y los pechos, evitando los pezones con mucho cuidado, que parece que aún se han puesto más erectos. Ahora sigo por tu vientre y las caderas. Cuando continúo hacia los muslos, evitando tu mata de pelo, dejas salir un pequeño sollozo y empujas la pelvis hacia mí.

»Pero no es el momento adecuado para eso. Después de haber descendido hasta los pies y darte un masaje en los dedos, tú estás casi dormida. Tus ojos están cerrados, pero el perfume de tu excitación te delata. No estás dormida. Estás esperando.

»Ahora tus ojos siguen cerrados y sientes los besos más dulces en tus labios. Abres la boca y yo rodeo con mi lengua la punta de la tuya y chupo delicadamente tu lengua. Dejo tu boca y empiezo a mordisquearte el cuello, mientras acaricio tus pechos con una pasión que no puedo reprimir por más tiempo.

Te chupo un pezón y luego el otro, mientras mi mano desciende hacia tu sexo goteante. Te cojo el conejito con la mano derecha y tú levantas las caderas de la cama para empujar contra ella.

»Ahora la retiro y te miro. Respiras con dificultad, tus pezones están rígidos y tu vagina está chorreando. Me miras confundida, como diciendo, «¿Por qué te detienes? No te pares».

»Ahora ya estás preparada. Te digo que te des la vuelta sobre el estómago y encojas las piernas sobre el pecho. Aún pareces confundida, pero haces lo que se te dice. Me arrodillo detrás de ti y empiezo a frotar suavemente tu sexo. Te quedas sorprendida cuando notas que mi lengua empieza a explorarte por entre las nalgas, pero te relajas cuando te das cuenta del gusto que te da. Estoy introduciendo y sacando tres dedos de la entrada de tu vagina con fuerza y cada vez más deprisa; ahora los saco del todo y vuelvo a meter cuatro. Mi lengua se introduce todo lo que puede en tu puerta trasera y en este momento, mientras te lo hago con cuatro dedos, empiezo a friccionarte con cuidado el clítoris con el pulgar. Eso te lleva al límite.

»Ahora estás chillando y moviendo tu trasero al aire al ritmo de mis dedos. Te estás corriendo, pero al mismo tiempo tienes una extraña sensación en esa zona. Nunca te habías sentido de este modo con anterioridad y no estás muy segura de qué hacer: de repente mi lengua no basta. Sientes un vacío que ha de ser llenado. Te golpea como un puñetazo en el estómago. Necesitas mi pene ahí, en medio de las nalgas, dentro de ti. Lo ansías y has de conseguirlo. Me lo ruegas. Lo quieres y lo quieres precisamente ahora. Estoy contento de poder satisfacerte. Voy a buscar un poco de lubricante.

»Me unto la verga rápidamente y la coloco en tu entrada. Notas que mi miembro rígido está preparado para penetrarte y te vuelves a cerrar en él. Entra directamente y no puedo creerme lo bien que me siento dentro de tu estrecho culito. Descansas un momento y, a continuación, empujas hacia delante hasta que en tu interior sólo queda la cabeza de mi miembro y, entonces, vuelves a empujar hacia atrás. Ahora me estoy moviendo dentro de ti, mientras te frotas furiosamente el clítoris. Ahora estás a punto, puedo sentirlo.

»Yo me preparo y te lo digo. Me dices que me corra. Deseas sentir que mi miembro se descarga dentro de ti y empiezas a moverte hacia mí, aún con más violencia (por la mañana los dos estaremos doloridos y magullados). Noto que mis pelotas se empiezan a poner tensas y, en este momento, me corro. Estoy dentro de tu culo, hasta donde puedo llegar bombeando una ola tras otra de calor dentro de ti. Siento que todo tu cuerpo empieza a sacudirse cuando te golpea el orgasmo final. Con mi miembro dentro de ti, puedo sentir espasmos en cada músculo de tu trasero y de tu vagina.

»Estás recostada de lado conmigo justo detrás de ti. Mi miembro sigue firmemente introducido entre tus nalgas y de vez en cuando aun puedo notar que un espasmo retardado recorre tu cuerpo. Dentro de poco el miembro se me encogerá, saldrá de ti y mi espeso líquido rezumará por fuera. Sin embargo, de momento estás en mis brazos mientras escuchamos la dulce música y nos deleitamos con los últimos rescoldos.»

***Marybeth**, 28 años, fotógrafa*

Un viernes llegué a casa del trabajo, sintiéndome un poco pervertida y con ganas de hacer algo salvaje y loco. Me fui al dormitorio, me quité la ropa de trabajo y fui al cuarto de baño para darme un baño relajante. Empecé a lavarme, deslizando la mano enjabonada por el cuello hacia los pechos, bajando por el vientre y después entre mis piernas, y empecé a jugar conmigo misma imaginándome que estaba haciendo el amor con mi marido y otro hombre a la vez. Me imaginé a mi marido contemplando y eso me puso todavía más caliente. Empecé a susurrarme repetidamente, «Fóllame, fóllame», casi sintiendo el calor del orgasmo de él en mi cuerpo, llenándome cada centímetro dentro de mí. Entonces me corrí. Me quedé echada en la bañera caliente durante unos minutos mientras la visión perdía intensidad con el orgasmo.

He compartido esta fantasía con mi marido y él cree que es realmente muy atractiva.

***Marla**, 22 años, niñera*

En una ocasión leí esta historia en un libro. En mi fantasía, yo interpreto el papel principal desde entonces.

Llego al hotel, ya voy vestida con mi disfraz de pequeña colegiala. La gente del vestíbulo me mira con mucha curiosidad, pero a mí me da lo mismo. Después de pasar un momento por los servicios para arreglarme el cabello, me dirijo decidida hacia la habitación 107. Llamo a la puerta y un hombre me contesta enseguida.

—Hola, soy Marla —digo con voz tímida y él abre la puerta con una sonrisa.

—Hola... ¡Oh! Yo me llamo John... ¡Vamos, adelante!

Entro en la habitación mientras John cierra la puerta y le pone el pestillo.

—¡Eh, Mike! —grita hacia el cuarto de baño-. ¡Tienes que ver a esta chica! —Yo me ruborizo cuando Mike entra en la habitación. —Jod... —Mike masculla entre dientes. Los dos hombres miran embobados a la dulce jovencita, vestida con el disfraz de pequeña colegiala.

Llevo puesta una blusa de manga larga de color blanco recién planchada, con una corbata de cuadros escoceses rojos, negros y amarillos. Llevo el talle cubierto por un chaleco a cuadros de tela escocesa de colores rojos, negros y amarillos haciendo juego, con botones de arriba a abajo, que me queda muy ajustado, acentuando mis firmes pechos adolescentes y mi vientre plano. Mi falda es de la misma tela, cortada en estrechos pliegues muy marcados, que suben por mis bonitos muslos delgados. Los calcetines blancos hechos a mano me llegan hasta las rodillas y los zapatos de empeine, blancos y negros, completan maravillosamente mi dulce vestimenta. Los labios me brillan con lápiz de labios de color rojo, y el pelo lo llevo recogido a los lados en dos coletas, con cintas sobre la frente.

Me estoy divirtiendo haciendo el papel de una inocente niña pequeña y me muevo de un lado a otro ligeramente, igual que una jovencita nerviosa.

—¿Os gusta mi disfraz? —pregunto girándome hacia los hombres. Mi ligera falda plisada hace volar los pliegues y ofrece a los encendidos hombres una visión fugaz de unas atractivas bragas blancas de algodón.

—¡Joder, sí! –suelta John.

—Bueno chicos, ¿qué queréis de mí? –pregunto provocativamente. Mike me sonríe, acercándose. Me da una ligera palmada en el trasero a través de mi pequeña falda plisada.

—Depende, —contesta Mike—. ¿Eres una niña pequeña buena o eres traviesa?

—Bien, casi siempre soy buena, pero cuando hago travesuras, casi soy más... —contesto guiñando un ojo.

—Bien, de acuerdo, pequeña, —responde Mike— ahora veamos cómo es esta pequeña colegiala traviesa...

En la radio de la habitación suena una canción muy sensual y yo decido utilizarla para aumentar mis encantos de adolescente. Me siento en una silla al lado de la cama. El hombre se sienta en la cama, mirándome con atención. Pongo un zapato sobre el brazo de la silla y levanto bien la otra pierna hacia el otro lado. Mi pequeña falda de colegiala se abre en el espacio entre mis piernas.

Mike y John están embobados. Sencillamente estoy deliciosa con mi pequeño uniforme. Mientras miran, me voy subiendo muy despacio la falda plisada por encima de mis ajustadas bragas blancas, mostrándoles mi preciosa entrepierna tapada por éstas. Estoy disfrutando de esto minuto a minuto.

Lentamente introduzco un dedo por la goma de la pierna de mis bragas, investigando mi humedad, gimiendo suavemente para darle más efecto. Puedo ver que los pantalones tejanos empiezan a abultarse descaradamente.

Sigo tocándome suavemente, metiendo y sacando mis dedos de mi sexo adolescente bajo las bragas, mis nudillos estiran la tela. Mi otra mano va desabrochando el chaleco muy despacio y empieza a acariciar mis pechos a través de la suave blusa blanca.

—¿Chicos, os gustaría ver mi pequeño conejito? —pregunto. —¡Oh, sí...! —murmuran los dos, más calientes que el infierno.

Paso un dedo por la goma de la pierna y estiro la tela hacia un lado, dejando mi tesoro al descubierto. Los suaves rizos del vello del pubis brillan por la humedad, y su visión, junto con el uniforme escolar y mi postura provocativa, basta para que los hombres casi mojen en sus pantalones en ese mismo momento. —¡Dios, podría correrme ahora mismo! -gime John.

—¡Oh, no, no lo hagas ahora! —digo—. ¡Primero tienes que jugar conmigo! Veamos esas vergas ...

Los hombres se desnudan rápidamente delante de mí. En unos segundos, sus ropas son lanzadas a un lado, los dos están de pie ante de mí, sus vergas erectas y temblando lascivamente en honor a mis encantos. Me levantan de la silla y me llevan hasta la cama.

—¡Eh, John! ¿Por qué no dejas que se ocupe de ti mientras yo juego con su conejito? —sugiere Mike.

—¡Magnífica idea! —accede John rápidamente. Se estira sobre la cama con la cabeza apoyada en una almohada. Mike alarga la mano debajo de mi ligera falda pequeña y me baja las bragas con el pulgar, tirándolas por encima de mis preciosas nalgas, hasta que caen al suelo. Tiro al suelo mi chaleco. Me arrodillo sobre la cama, abriéndome camino lentamente entre las piernas de John hacia su deseoso miembro de 18 cm.

Mientras agarro el ardiente miembro de John con una mano, puedo notar que me suben la falda muy por encima de mis nalgas mientras estoy arrodillada sobre la cama, y siento la maravillosa sensación de la lengua de un hombre entre los labios de mi coño. Sé que esta noche voy a disfrutar de veras.

He compartido algún trozo de esta fantasía con mi novio pero por su reacción (por ejemplo con un pasaje en que me penetran dos hombres a la vez), creo que se entristecería si supiera todos los detalles de mi fantasía y las muchas veces que pienso en ella cuando hacemos el amor. Él se quedó preocupado, pero también un poco ofendido, pues creía que con él debería bastarme y no debería tener fantasías sobre nada más. Él me basta, pero pienso que la fantasía es una parte importante de lo que hace que una relación sexual sea atractiva. Desearía que él pudiese entender eso.

Adrienne, *18 años, azafata*

Hace poco mi novio me dijo que le gustan las niñas que llevan el cabello recogido en dos trenzas, que le parece inocente, dulce y atractivo a la vez. Dice que cree que las niñas adolescentes son muy atractivas de ver, aunque en realidad no le gustaría estar con una porque cree que son muy superficiales e inexpertas. Últimamente tengo esta fantasía en mi cabeza: me compro ropa de niña adolescente (ropa ceñida y de colores llamativos) y me la pongo y hacemos el amor hasta agotarnos. He compartido esta idea con él y realmente le ha gustado.

Deborah, *29 años, contable*

Un final de semana de otoño, mi marido y yo alquilamos una casa en la playa. Encontramos unas revistas pornográficas que habían dejado los anteriores inquilinos con historias increíblemente explícitas y crudas. Mujeres haciendo el amor con perros, con otras mujeres, con muchos hombres. Aunque algunas me excitaron y sabía que tendrían el mismo efecto en mi marido (pude ver que se le ponía dura), nos daba demasiado reparo admitirlo. En vez de eso, nos reímos y las tiramos.

Ahora pienso qué hubiera sucedido si hubiéramos sido más valientes y nos las hubiéramos leído mutuamente junto a la chimenea, mientras el sol se ponía sobre el agua. Hubiéramos hecho el amor cariñosamente durante todo el fin de semana y, tal vez, hubiéramos probado alguna cosa nueva (¿necesito decir que nuestra vida sexual es un poco aburrida?).

A veces sueño con que encuentro otra vez las revistas y de alguna manera se convierte en realidad alguna de aquellas historias. Pienso en algunos detalles: mientras un hombre joven me penetra yo juego con una mujer y entonces mi marido nos descubre y me hace el amor apasionadamente...

He intentado explicar a mi marido esta fantasía, pero puedo asegurar que no le gusta escucharla. Él me satisface, pero nuestra relación sexual es un poco aburrida. Él se guarda mucho de decir lo que le excita, que es probablemente por lo que no hicimos nada más que echar un vistazo a las revistas. Hay un montón de cosas que sé que le encienden, como la idea de dos mujeres haciéndole el amor, pero nunca lo admitiría.

Me pone un poco triste, porque creo que nuestra vida amorosa podría ser mucho más excitante de lo que es.

Capítulo 10

Vivirlas

Introducción

Algunas fantasías vale la pena vivirlas. Si tienes una larga relación que ha perdido parte de su encanto, o si te encuentras con una nueva relación con alguien y descubres que siempre habéis tenido el mismo deseo íntimo, entonces tal vez quieras ver cómo se podrían convertir en realidad una o varias de tus fantasías más desenfrenadas.

Por supuesto, algunas no pueden ser vividas de ningún modo, especialmente aquellas que van contra las leyes físicas, las leyes de la naturaleza o las leyes policiales. Pero mientras tengas otra persona adulta que quiera representar tus fantasías por propia voluntad, con un poco de esfuerzo y otro poco de imaginación, puedes hacer que una aventura sexual sea inolvidable.

Eso no quiere decir que debas correr a decirle a tu compañero cuánto te gustaría encontrar las pelotas de su mejor amigo maravillosamente pulidas bajo el árbol de Navidad. Empieza con fantasías suaves, que tengan que ver con tu amante, alguna que él también quiera representar. De esta manera ayudarás a aumentar el grado de intimidad de vuestra relación.

También has de ser consciente de que una fantasía *siempre* está bajo tu control. Pero en la vida real es muy diferente: estás *negociando* con un compañero, las cosas pueden no quedar claras, o tal vez al final no sea tan tentador como te has imaginado que sería el contemplar a tu amante acariciando a otra persona.

Por eso muchas de las reacciones que tenemos al convertir en realidad las fantasías sexuales son muy variadas o inesperadas. Para algunos, fue algo que les volvió locos de excitación, para otros, fue un suceso que perjudicó la relación.

No hay forma de predecir qué rumbo puede tomar la puesta en práctica de alguna fantasía *viable*; tal vez por eso hemos recibido muy pocas respuestas en este apartado, al daros cuenta de que vuestras fantasías son precisamente eso, y no hay ganas de hacerlas realidad. Los expertos opinan lo mismo; todos aconsejan que el mejor lugar para representar tu fantasía es tu imaginación.

***Kellie**, 28 años, escritora*

En una ocasión formé parte (en la vida real) de un triángulo amoroso, con mi novio y un chico amigo nuestro. Fue su regalo de cumpleaños. Sin embargo, los dos chicos no se tocaron, sólo rozaron el extremo de sus miembros dentro de mi boca, mientras yo les hacía a los dos una felación a la vez.

A mi novio le encantó y a mi me gustó estar con dos chicos al mismo tiempo. Pero también tengo curiosidad y me gustaría probar lo de estar con otra chica. La idea de lamer el clítoris de una mujer mientras un hombre la está penetrando me excita de verdad, y me gustaría sacarle el miembro de dentro de ella, para jugar con él en mi boca y luego volvérselo a meter a ella dentro. Creo que a mi novio le gustaría. Lo mejor serían dos parejas, y todo sirve...

Mi novio y yo somos sexualmente muy abiertos, más de lo que lo he sido con cualquier otro chico, aunque haya tenido una relación mejor de la que nunca haya tenido con él.

Terri, *29 años, química*

Hace poco tuve el primer encuentro real con mi amante virtual, aunque a los dos nos parecía que ya nos conocíamos muy bien varios meses antes de encontrarnos en persona. Cualquiera que haya experimentado el placer de un relación íntima cibernética sabrá de qué estoy hablando.

Vivimos a muchos kilómetros de distancia, por eso cogí un avión hasta su ciudad para pasar un día juntos. Durante las dos horas de vuelo miles de pensamientos me pasaron por la cabeza, todos ellos positivos. Conocía a fondo a este hombre y conectaríamos de todas las maneras sensuales y cariñosas que habíamos disfrutado en el espacio virtual. Mi conversación con los otros compañeros de viaje que estaban sentados a mi lado fue animada y alegre. No podía evitar el dejar traslucir de antemano la creciente excitación en mi actitud hacia fuera. Cualquiera podía ver y escuchar mi evidente felicidad.

Cuando el avión aterrizó y me dirigí hacia la terminal, él estaba allí mismo esperándome con una mirada cariñosa en sus ojos. Nunca olvidaré aquella expresión de su rostro y de la manera en que yo me sentí al verle por primera vez. Me ha quedado grabada en la mente para siempre. Al instante nos tranquilizamos mutuamente, ni un solo momento incómodo interfirió de alguna manera nuestra satisfacción. Fuimos caminando de la mano hasta su coche, pero una vez en el aparcamiento no pudimos resistir por más tiempo la tentación de experimentar nuestro primer beso ... en persona. Habíamos hecho el amor en la red, muchas, muchísimas veces antes de ese día. Cuando nuestros labios se encontraron en la realidad, nuestros cuerpos por fin se convirtieron en uno, igual que nuestros corazones y mentes ya habían hecho en las semanas y meses que nos llevaron hasta ese momento.

Nos miramos a los ojos y sonreímos, sabiendo que la magia que habíamos sentido en nuestro hogar virtual, en realidad, estaría con nosotros en la habitación de hotel que nos esperaba.

Así fue. Pasamos las siguientes ocho horas apartados del mundo, como si verdaderamente fuéramos las únicas dos personas sobre la faz de la tierra. Aquel día fuimos y regresamos juntos del paraíso varias veces. Fue con mucho la experiencia más erótica y más plenamente satisfactoria que he tenido jamás. También fue la más significativa y, por desgracia, la más amarga. Tanto él, como yo estamos casados con otras personas. Desde el principio de nuestra relación sabíamos que existían grandes impedimentos y grandes riesgos que complicarían lo que sentíamos el uno por el otro, y que dificultarían el estar juntos y con el tiempo sería realmente imposible. Ignorando todo lo demás, los dos nos dejamos llevar por nuestra pasión y nuestro amor. Ambos estamos agradecidos y sobrecogidos por la experiencia, y planeamos repetirla otra vez cuando podamos. Nos amamos y nos deseamos mutuamente y aceptamos estar juntos emocionalmente aunque vivamos físicamente separados. No siempre es fácil y produce frustración y dolor, pero a veces hay que luchar por lo que vale la pena. Afrontamos el reto los dos juntos y lo hacemos con comprensión, consideración y un amor infinito.

Comparto esto como ejemplo de que el amor virtual puede ser tan satisfactorio como cualquier otro... en cierta manera incluso más, al menos para mí. Este hombre me da más felicidad de la que nunca podría explicar con palabras. No deseamos ni tenemos intención de herir a las otras personas que amamos en este mundo. Nuestra única razón para estar juntos es realzar la vida cotidiana del otro con el cariño y la increíble sensualidad que damos y recibimos en nuestra relación. Esto hace que los dos seamos unas personas más felices, más amables con todos los que nos rodean.

Rowena, *31 años, aseguradora*

Después de leer la petición de fantasías, tengo que explicar lo que me sucedió hace algunas noches.

Estaba fuera de la ciudad en viaje de negocios, y pasé tres noches en un motel. La segunda noche, cuando ya había terminado el trabajo, me di una ducha, me puse ropa informal y fui al comedor a cenar. Me senté en la barra para tomar una bebida mientras me miraba el menú, y unos minutos después de haberme sentado, entró otra mujer sola y se sentó al otro extremo de la barra. Sentí que sus ojos me observaban y, después de un rato, la miré directamente a la cara y nos sonreímos. Sin pensar nada más, encargué la comida y me fui a una mesa.

Sus ojos seguían observándome. Entonces se acercó y dijo que odiaba comer sola y me preguntó si me importaba que comiera en mi mesa. Me imaginé que podría ser una compañía interesante y accedí. Dijo que se llamaba Melanie y que era representante de una empresa de zapatos. Pidió una botella de vino blanco para las dos, y charlamos informalmente mientras comíamos y disfrutábamos del vino.

A medida que la cena iba avanzando, ella estaba cada vez más amable conmigo. Tenía una sonrisa increíble, y yo estaba empezando a encontrar que sus ojos de color avellana eran muy cautivadores. ¡Melanie estaba flirteando conmigo! Eso era lo que tenía en la cabeza, su sonrisa era ambigua y yo estaba empezando a divertirme. ¡No tuve que esperar mucho para descubrirlo!

Cuando terminamos el primer plato, Melanie me preguntó si estaba casada. Ella lo estaba y su marido también viajaba por trabajo, por lo que solamente se veían los fines de semana. Dijo que entretanto se ponía muy caliente, encontrando muy aburrido el tiempo que pasaba sola en los moteles. Le dije que era soltera, pero que tenía una pareja estable a quien veía la mayoría de finales de semana. Me preguntó si me ponía caliente cuando viajaba. Bueno, tuve que contestarle que «sí» y entonces lo soltó. ¿Me sentía caliente para hacerlo con ella esa noche?

Mi sexo se estaba poniendo húmedo, pero todos mis sentidos estaban confusos. ¿Debía o no debía? Melanie no vivía en mi ciudad y pensé que las oportunidades de volverla a ver alguna otra vez eran escasas, así que si fuera un desastre no tendría que volverle a mirar a la cara. Ya había estado antes con chicas, un par de veces. Dos veces con tres personas y en otra ocasión con una amiga del colegio que hacía siglos que conocía y con la que coincidí en varias ocasiones. Pero Melanie era totalmente desconocida. Le dije que sí.

Fuimos a su habitación y lo que sucedió durante las horas siguientes fue magnífico. Nunca me hubiese imaginado que podía ser tan fantástico. Melanie me fue sacando la ropa muy despacio, lamiéndome y besándome cada centímetro de mi cuerpo. Cuando estuve desnuda del todo, me estiró sobre la cama y se desnudó delante de mí. No pude aguantarme. Mis dedos empezaron a tocar mi sexo, cada vez con más intensidad, con más fuerza, hasta que me corrí contemplándola. Le llevó por lo menos diez minutos sacarse toda la ropa, mientras se acariciaba las tetas, los muslos y el sexo, hasta que descendió hacia mi empapada cueva. Bebió de mí. Su lengua muy adentro, hasta que sentí que iba a explotar. En ese momento, me introdujo sus dedos lentamente y, a continuación, la mano, hasta meterme todo el puño.

Su beso en mis labios era pura electricidad. Su mano dentro de mí era una maravilla. Ningún chico había sido capaz de hacerme eso nunca, pero como Melanie se había tomado tanto tiempo y yo estaba tan preparada, fue fácil. Mi segundo orgasmo fue el más potente que he experimentado jamás.

Ahora, me dijo, es tu turno. Retiró el puño y me empujó hacia su hendidura. Suave, de color rojo intenso y muy mojada. Mis dedos le exploraron el clítoris, excitado y terso. La estimulé rozándola, mientras ella se impulsaba hacia arriba buscando mi contacto. Finalmente, entré. Cuanto más fuerte gemía, más fuerte se lo hacía. La estaban trabajando mis dos manos y mi lengua. Dirigí un dedo hacia su trasero y se lo metí, mi otra mano la tenía en su coño. Le lamí el clítoris, estaba muy bueno. Entonces ella se corrió. A borbotones. Océanos de jugo por todas partes. Se desplomó y nos fundimos en el beso más sabroso y prolongado que podía imaginarme. Duró siglos y nosotras lo aderezamos con el sabor de nuestros capullos y nuestros jugos sexuales.

Melanie se levantó y regresó a la cama con un plátano. Sin pelarlo, se introdujo un extremo muy despacio e hizo que me introdujese el otro extremo. Cada vez más cerca una de otra, hasta que nos rozamos, sexo contra sexo. Sus dedos en mi clítoris, los míos en el de ella. Después de corrernos otra vez, me comí su punta del plátano y ella se comió la punta del mío. Nos besamos de nuevo y caímos dormidas.

Me desperté a las tres de la madrugada, nos toqueteamos mutuamente hasta llegar otra vez al orgasmo y nos lo hicimos de nuevo, una a otra. Me vestí y regresé a mi habitación.

Cuando me levanté a las siete de la mañana, su coche ya no estaba. Dios, cuánto la echo de menos.

***Sara**, 23 años, niñera*

Mis fantasías cambian, porque dependen de la gente que encuentro o que me imagino. Mark, un antiguo novio mío, tenía un amigo extraordinariamente guapo que se llamaba Christopher. De cabello rubio y rizado, parecía una estrella del rock. También era totalmente inalcanzable para mí, porque él nunca quería salir con la ex de un amigo.

Con frecuencia Mark y yo nos quedábamos a pasar la noche en su piso y yo me masturbaba (después de asegurarme que Mark estaba dormido). Entonces Christopher se metía en la cama con nosotros, desesperado por tenerme. Nos empezábamos a estimular mutuamente y, a continuación me arrastraba a su habitación para hacer el amor. Fue fantástico hasta que Mark nos cogió. ¡Esta fue la razón de nuestra ruptura!

***Marcia**, 26 años, operadora de servicio de información*

Este año, cuando estábamos de vacaciones, mi amigo se sintió cachondo y empezamos a hacer el amor. Siempre me ha excitado la idea de ser observada y a él también. Pensando precisamente en esto, se puso a hacérmelo contra una pared que daba directamente a algunas puertas de un patio de la calle de más abajo. Mientras estábamos en ello, le dije que alguien podría vernos. Enseguida que dije eso, él se dio la vuelta de tal modo que se quedó delante de la puerta penetrándome por detrás. Una pareja que pasaba nos vio y nos lanzó una sonrisa y un saludo, lo que nos excitó de verdad. Perdí la cuenta de las veces que me corrí y cuando mi novio descargó su carga, fue como nunca había sido anteriormente. Creo que a los dos nos gusta contemplar y ser contemplados en lo que se refiere al tema sexual.

***Andrea**, 28 años, directora de inversiones*

Me gusta la idea de ser observada y, con regularidad, sueño que me masturbo delante de la ventana de mi dormitorio y que me ven. Un chico muy apuesto se trasladó a un apartamento un poco encima del mío. Puedo ver su dormitorio directamente y muchas veces me masturbaba a la sombra mientras le miraba vestirse o desnudarse. Un día decidí hacer realidad mi fantasía y por esa razón me desnudé dejando las luces encendidas. Cuando él entró, hice unos cuantos movimientos para llamar su atención y, con cautela, me giré y me dejé ver.

¿Cuál fue la reacción inmediata? Un bufido casi desdeñoso, risa o algo parecido, por eso me tapé enseguida.

Sin embargo, cuando él volvió a mirar, yo me mostré desnuda ante él, esta vez con todo el descaro, y empecé a masturbarme. Ese fue el comienzo de una larga relación; un pequeño gran placer que me permitía al menos una vez al día, siempre que su esposa y mi marido estuvieran lejos durante al menos unos cuantos ardientes minutos.

***Jan,** 26 años, contable*

Mi novio y yo fingimos que soy una prostituta cara. Los hombres conciertan citas con semanas de antelación para hacer el amor conmigo. Mi novio es uno de mis clientes y le hago disfrutar del mejor sexo que haya tenido nunca. Sé que él volverá muchas veces.

También intentamos interpretar otra de mis fantasías en la que él me violaba, pero esa no fue excitante como yo había imaginado, así que no la volvimos a repetir.

Anónimo

Con frecuencia tenía fantasías sobre un hombre de raza negra que hacía el amor conmigo. Él tiene un pene largo que se mantiene erecto durante mucho, muchísimo rato. Entonces seduje a un hombre de color en mi gimnasio. ¡Vaya, qué sorpresa! Este hombre resultó ser débil, muy nervioso e inepto. Terminé masturbándome e imaginándome la fantasía para poder correrme.

***Susan,** 29 años, enfermera*

He tenido muchas fantasías, y las he intentado llevar a cabo. Pero cuando lo hago, observo que ya no tengo más la fantasía. Por ejemplo, hacer el amor en una playa remota. Solía tenerla muchas veces, pero mi amante y yo la llevamos a cabo cuando estuvimos de vacaciones en Turquía el año pasado y ahora ya no la he vuelto a tener. Lo mismo sucede al hacer el amor tres personas. Yo lo hice con una amiga íntima y su novio y fue totalmente diferente de como me había imaginado, demasiada gente para atender a la vez. Mi fantasía actual es hacer el amor bajo el cielo estrellado. Es de esperar que también eso lo pueda hacer pronto. A ver cuál será la siguiente fantasía.

***Anna**, 28 años, programadora de datos*

He compartido en la realidad mi fantasía favorita. Siempre había soñado con dormir con otra mujer y el sueño se hizo realidad cuando encontré un novio tan abierto y liberal como yo.

Fuimos juntos a una fiesta para personas sexualmente liberadas. Cuando llegamos nos sentimos sorprendidos y nerviosos al principio, pero el ambiente y el entorno eran relajantes. En cambio la habitación estaba decorada en vivos colores rojos y violetas con cojines de terciopelo, todo parecía muy lujoso. Tomamos unas bebidas y nos pusimos a charlar con la anfitriona de la fiesta. Era muy simpática y nos ayudó a relajarnos un poco más.

A medida que avanzaba la noche, la anfitriona flirteó con nosotros dos, así que pasamos a una habitación del piso superior que también estaba decorada con color rojo y violeta con un gran colchón sobre el suelo. Mi amigo y yo nos empezamos a besar y la anfitriona empezó a pasarme los dedos por la espalda.

Ya solamente ese ligero contacto fue pura electricidad, el anticipo de lo que iba a suceder. Me giré para besar suavemente a la anfitriona. Era diferente que besar a un hombre, era algo más delicado y más lento. Empecé a acariciarle los pechos, mientras le iba sacando la ropa, sintiendo la suavidad de su piel. Me empujó sobre el colchón y empezó a deslizar la lengua por mi cuerpo, lentamente hacia abajo, yo sabía lo que iba a suceder y no podía esperar. Se arrodilló sobre mí, mientras mi novio me besaba y acariciaba los pechos. La noche fue avanzando hasta las primeras horas de la mañana.

No me puedo acordar de todo lo que pasó, pero mi novio y yo estuvimos haciendo el amor con la anfitriona.Aunque parezca bastante extraño, aquella noche hizo que nos aproximásemos más, porque ambos compartimos un secreto sobre el que nadie más fuera de aquella fiesta conocería nunca. Tenemos otras muchas fantasías que esperamos compartir juntos.

***Megan**, 29 años, técnica de laboratorio*

Vivir con Mitch durante tres años significa que nuestra vida sexual se ha convertido en pura rutina. Todavía disfrutamos haciendo el amor, pero ya no es una pasión ardiente. Una amiga me confió que ella y su novio habían tenido una relación a cuatro. Cuando acabó de contarme todos aquellos jugosos detalles, yo estaba verdaderamente excitada. Por la noche, al hacer el amor con Mitch, yo estaba descontrolada. Él me preguntó qué me pasaba. Con un poco de reparo, le hablé de mi amiga y de su relación a cuatro. Mitch reconoció que siempre había fantaseado sobre hacer el amor con dos mujeres.

Durante las siguientes semanas, nuestra vida sexual fue muy excitante. Fantaseamos que teníamos una relación a tres y nos tocábamos mutuamente de formas que nos hacían sentir que había otra persona en la cama con nosotros. Pero nunca hablamos de hacerlo en la vida real.

Una noche yo salí de bares con una amiga. Regresamos a mi casa a las 3 de la madrugada, completamente borrachas. Mitch todavía estaba levantado viendo la televisión. Los tres nos quedamos charlando y la conversación se desvió hacia el tema del sexo. Mitch preguntó a Tammy si alguna vez había fantaseado con dormir con otra mujer. Ella se sonrió y dijo que todas las mujeres lo habían hecho alguna vez. Hablamos un poco más y Mitch dijo que se iba a acostar.

Me disponía a seguirle cuando él se giró hacia Tammy y le preguntó si quería unirse a nosotros. Me quedé sorprendida cuando ella contestó que sí.

Fuimos al dormitorio, nos desnudamos y nos metimos en la cama, Tammy se puso en el medio. Al principio, los tres estábamos turbados e indecisos, pero Mitch tomó la iniciativa y empezó a tocar a Tammy. En ese momento empezaron los celos, Mitch era mi novio. Sin lugar a dudas, no teníamos que haber puesto en marcha este asunto. Sintiéndome una persona innecesaria, acariciaba la espalda de Tammy, mientras Mitch la besaba y la manoseaba. Pero al cabo de un rato empecé a excitarme. Quería unirme, así que moví a Tammy con cuidado hacia mi y la besé en los labios. No había besado nunca antes a una mujer, pero fue tan excitante que me olvidé de Mitch.

Él miraba cómo nos masturbábamos mutuamente Tammy y yo. Entonces la atrajo hacia sí y empezó a hacerle el amor. No tenía el mínimo interés en mí. Me sentí herida.

En mis fantasías, nos tocábamos mutuamente los tres a la vez, pero no era así como estaban sucediendo las cosas. Me sentí como si sólo estuviese allí para darle permiso a Mitch para hacer el amor con Tammy. La borrachera estaba disminuyendo, la fantasía se estaba convirtiendo en algo real y se nos estaba escapando de las manos. La idea de un triángulo era estupenda, pero mi novio estaba haciendo el amor con mi mejor amiga y no me gustó. Aparté a Mitch de Tammy y les dije que lo dejaran correr. Ellos se quedaron muy confusos, y Tammy se marchó llorando.

Por la mañana yo aún estaba enfadada y triste. Mitch no podía comprenderlo; creo que los hombres saben diferenciar mejor el sexo del amor. Una semana después, Mitch y yo rompimos nuestra relación y, desde entonces, ya no he vuelto a hablar con Tammy.

***Karen**, 22 años, estudiante*

Tuve una fantasía sobre hacer el amor tranquilamente entre un grupo de personas. Un día estaba en una fiesta en la que todo el mundo chillaba a nuestro alrededor, y mi novio y yo estábamos un poco bebidos y cachondos, así que le susurré aquella fantasía al oído. Más tarde, cuando estábamos medio dormidos, estirados en el suelo cerca de otros amigos, empezó a friccionar su cuerpo contra el mío. A continuación, se introdujo con cuidado dentro de mí e hicimos el amor. Había muchos cuerpos adormecidos a nuestro alrededor, pero nosotros éramos totalmente visibles para ellos. Es exactamente como me lo había imaginado, esa clase de relación sexual amodorrada, íntima, cuando estás medio dormido y la mente y el cuerpo están muy relajados.

Gina*, 30 años, suscriptora de seguros*

Tuve esa fantasía típica de hacerlo con un chico muy joven y traté de hacerla realidad: el chico andaba por el jardín, haciendo algún trabajo en el césped. Era joven y tímido. En mi fantasía me paso la tarde con él y le voy seduciendo poco a poco, acariciándole y lamiéndole el cuerpo, mientras le voy desnudando y todo lo demás. Él pierde sus inhibiciones y hacemos el amor cariñosamente.

Pero en la vida real fue muy diferente. El chico se corrió tan pronto le besé, y estaba tan avergonzado que se puso a llorar.

De todas formas me cuesta comprender a las mujeres a quienes les da morbo un hombre mayor. Creo que más que sexo fantasean con otras cosas.

Barbara*, 27 años, supervisora*

Siempre tengo fantasías sobre hacer el amor con otra mujer y un chico. Hace poco tuve la oportunidad de hacerlo. Fue algo... ¡tan increíblemente sensual..! La primera vez sucedió así: me estaba bañando en cueros con mi amigo Ben (como habíamos hecho muchas veces juntos durante el verano) y cuando nos estábamos secando al sol dijo: «Tienes un cuerpo magnífico. He estado pensando en preguntártelo: ¿te gustaría hacer un triángulo sexual con Susan y conmigo? Ya se lo he preguntado a ella y dice que le gustaría mucho». Yo accedí, así que ella nos recibió en su dormitorio y dijo que nos quitásemos la ropa, nos sentáramos en una silla a los pies de la cama y la contempläsemos. Se sacó la bata, se sentó en la cama de cara a nosotros con las piernas muy separadas y procedió a acariciarse su precioso sexo rosado, hasta quedar totalmente empapada y pasándoselo en grande. Yo estaba goteando y, cuando ella terminó, Ben tenía el miembro duro como la piedra.

Susan nos dijo «Vale, ahora ya estáis preparados». Se volvió hacia mí. «Barbara, ábreme para que pueda tomar toda la longitud de Ben. No creo que sea capaz sin que tú me abras bien». Me pidió que la acariciara desde atrás, y ella se mordió con fuerza el labio superior, a medida que metía mis dedos cada vez más al fondo de su lindo sexo, mojado y estrecho. Enseguida se introdujo en la boca todo lo que pudo del miembro de Ben. Mientras tanto, yo la penetraba con los dedos tan al fondo como podía llegar. Mi cabeza estaba junto a la suya, así que podía ver todo lo que ella estaba haciendo en la verga de mi amigo, justo al lado. ¡¡¡Increíblemente delicioso!!!

Al cabo de un rato le dijo a Ben, «Ahora estoy preparada para tomarte dentro de mí». Nos cambiamos de sitio y, mientras ella besaba, tocaba y chupaba sus jugos de mis dedos, yo contemplaba cómo se introducía toda la verga. Cuando hubo introducido hasta el último centímetro dentro, se corrió con tanta violencia que lloraba, las lágrimas le caían por la cara, mientras me rogaba que juguetease con su clítoris. Yo me corrí cuando ella aún seguía haciéndolo. «¡Oh, Dios, penétrame... tan fuerte como puedas!.. Eso es... ¡Oh, sí, eso es!.. más... éntrame, fóllame...» Ella lamió sus jugos de la verga de Ben, mientras yo le introducía el dedo intensamente otra vez y ella se volvió a correr repetidas veces.

Nos fuimos cambiando de un lado a otro una y otra vez, hasta que finalmente ella dijo que ya no podía más.